María del Pilar Díaz Martínez

Avaliação fisioterapêutica

AF401758

María del Pilar Díaz Martínez

Avaliação fisioterapêutica

Estratégias e instrumentos de avaliação

ScienciaScripts

Imprint

Any brand names and product names mentioned in this book are subject to trademark, brand or patent protection and are trademarks or registered trademarks of their respective holders. The use of brand names, product names, common names, trade names, product descriptions etc. even without a particular marking in this work is in no way to be construed to mean that such names may be regarded as unrestricted in respect of trademark and brand protection legislation and could thus be used by anyone.

Cover image: www.ingimage.com

This book is a translation from the original published under ISBN 978-613-9-43469-5.

Publisher:
Sciencia Scripts
is a trademark of
Dodo Books Indian Ocean Ltd. and OmniScriptum S.R.L publishing group

120 High Road, East Finchley, London, N2 9ED, United Kingdom
Str. Armeneasca 28/1, office 1, Chisinau MD-2012, Republic of Moldova, Europe
Printed at: see last page
ISBN: 978-620-8-19168-9

Copyright © María del Pilar Díaz Martínez
Copyright © 2024 Dodo Books Indian Ocean Ltd. and OmniScriptum S.R.L publishing group

Índice

1. Fundamentos históricos da fisioterapia 2

2. O papel do fisioterapeuta 7

3. Metodologia de intervenção em fisioterapia (MIF) 11

4. Aspectos da avaliação em fisioterapia 13

5. Avaliação da dor 31

6. Diagnóstico em fisioterapia 39

7. Funcionalidade, deficiência e saúde 42

8. Métodos de avaliação analítica em fisioterapia 62

9. Avaliação analítica conjunta 72

10. Avaliação analítica dos músculos 93

11. Avaliação funcional em fisioterapia 97

12. Referências bibliográficas 128

1. <u>Fundamentos históricos da fisioterapia</u>

A história da fisioterapia remonta à Antiguidade, onde agentes físicos como a água, o calor e a massagem eram utilizados em combinação com rituais mágicos ou religiosos para curar doenças. Na Grécia antiga, Hipócrates promoveu a auto-cura do corpo por meios naturais e mencionou a utilização terapêutica da água e da massagem. Durante a Idade Média, houve um declínio na utilização destes métodos devido a proibições religiosas, mas no Renascimento, a abordagem clássica foi retomada e a massagem terapêutica foi recomendada para várias doenças (1).

Nos séculos XVI e XVII, foram publicados trabalhos que salientavam a importância do exercício físico e da massoterapia para a saúde. No século XVIII, autores como Antonio Pérez Escobar e Joseph Clement Tissot defendiam a incorporação do exercício físico no tratamento médico. No século XIX, com o advento do evolucionismo e do positivismo, houve grandes avanços na medicina e na ciência, embora os agentes físicos ainda não tivessem destaque em relação à cirurgia e à farmacologia. Durante este período, foram feitas importantes contribuições no campo da fisioterapia, como o desenvolvimento da educação física por Pehr Henrik Ling, a introdução da mecanoterapia por Zander e os estudos de electroestimulação por Duchenne De Boulogne. Estes desenvolvimentos lançaram as bases para a evolução da fisioterapia como disciplina terapêutica nos séculos seguintes (1).

Durante o século XX, a fisioterapia conheceu um desenvolvimento significativo que marcou a sua consolidação como disciplina de saúde. Nos primeiros anos do século, a publicação da "Biblioteca de terapêutica de Gilbert e Carnot" introduziu o termo "fisioterapia" e classificou pela primeira vez os agentes físicos. Profissionais de renome como Frenkel, Klapp e Lovett, entre outros, deram importantes contributos para o tratamento de várias doenças, desde perturbações cerebelares a escoliose e desequilíbrios musculares. Em 1933, Guthrie-Smith desenvolveu o aparelho que levaria o seu nome e que lançou as bases do que é atualmente conhecido como poleoterapia. Em 1946, Delorme e Watkins conceberam um método sistemático de fortalecimento muscular denominado "exercícios de resistência progressiva", contribuindo para a evolução do tratamento da força muscular. Françoise Mézières iniciou o estudo das cadeias musculares em 1949, lançando as bases de técnicas modernas como a reeducação postural global e a técnica das cadeias musculares. Herman Kabat desenvolveu o método de facilitação neuromuscular propriocetiva nos anos 40, centrado no reforço muscular e na propriocepção. Em 1958, a Organização Mundial de Saúde (OMS) definiu a fisioterapia como "a arte e a ciência do tratamento por meio de exercício terapêutico, calor, frio, água, massagem e eletricidade". Em 1967, a Confederação Mundial de Fisioterapia (WCPT) descreveu-a como "a arte e a ciência do tratamento físico", centrando-se na utilização de agentes físicos para curar, prevenir, recuperar e readaptar os doentes. O casal Bobath introduziu uma técnica de tratamento para a paralisia cerebral infantil, que mais tarde foi alargada ao tratamento de adultos com hemiplegia. Em 1967, Hislop e Perrine desenvolveram o conceito de "trabalho isocinético", que revolucionou o tratamento através de uma resistência proporcional à força muscular exercida. Em 1974, Václav Vojta publicou um sistema de diagnóstico e tratamento precoce baseado na reatividade postural, particularmente relevante no contexto pediátrico (2).

Entre os acontecimentos da fisioterapia em Espanha, destaca-se o dia 2 de março de 1969, com uma reunião em Madrid que marcou o início da fundação da Associação Espanhola de Fisioterapeutas (AEF). Posteriormente, a 12 de junho de 1969, em Barcelona, teve lugar a Assembleia Constituinte onde foi aprovada e confirmada a primeira Direção Nacional, liderada por José Llopis Diez. Em 1970, a AEF sofreu alterações significativas com a eleição de uma nova direção durante uma assembleia em Alicante, presidida por Roberto González Fernández. No mesmo ano, a AEF aderiu à Confederação Europeia de Fisioterapeutas, reforçando a sua posição a nível internacional. A AEF dedicou-se a promover a elevação dos estudos de fisioterapia a nível universitário, trabalhando em estreita colaboração com o Ministério da Educação para estabelecer Escolas Universitárias de Fisioterapia de acordo com os padrões internacionais. Durante os anos seguintes, a AEF trabalhou na elaboração de um novo currículo para a fisioterapia, liderando uma comissão nacional responsável por este projeto. Em 1972, a associação apresentou ao Ministério da Educação um projeto de reestruturação dos estudos de fisioterapia, que acabou por conduzir à promulgação de um Decreto Real em 1980, estabelecendo as bases para a criação das Escolas Universitárias de Fisioterapia. Ao mesmo tempo, a AEF consolidou a sua presença internacional ao ser reconhecida como membro de pleno direito da Confederação Mundial de Fisioterapeutas em 1974. Para além disso, continuou a promover a profissão a nível nacional, organizando eventos e conferências, e lançando a revista "Fisioterapia" em 1979. Em junho desse ano, realizou-se uma assembleia geral na qual foi eleita uma nova direção nacional, liderada pelo Sr. Roberto Núñez Pérez, marcando o início de uma nova era para a fisioterapia em Espanha (3).

A fisioterapia conheceu um progresso significativo em Espanha a partir dos anos 80, com marcos importantes que contribuíram para o seu desenvolvimento e reconhecimento como grau universitário e profissão de saúde. Em 1980, a fisioterapia foi estabelecida como curso universitário em Espanha, mas foi em 1987, com a Lei da Reforma Universitária, que recebeu um importante impulso. Durante estes anos, a Associação Espanhola de Fisioterapeutas (AEF) desenvolveu esforços activos em prol do crescimento da profissão. Em 1985, a AEF adaptou os seus Estatutos à nova organização territorial e, em 1989, foi criado oficialmente o Curso Universitário Oficial de Fisioterapia. A integração do fisioterapeuta na equipa dos Cuidados de Saúde Primários, promovida pela AEF, foi um marco importante em 1989, seguido de uma regulamentação mais detalhada em 1991. Além disso, em 1989, foi consolidada a "Área de Conhecimento Específico da Fisioterapia", permitindo o acesso dos fisioterapeutas a cargos académicos (3).

Em 1990, realizou-se em Valladolid o I Congresso Internacional de Fisioterapia Desportiva em Espanha. No entanto, o marco mais significativo foi a fundação da primeira associação profissional de fisioterapeutas no país: a Associação de Fisioterapeutas da Catalunha, apoiada e financiada pela Associação Espanhola de Fisioterapeutas (AEF). Este passo marcou o início da criação de associações profissionais em todas as comunidades autónomas, tornando os membros da AEF os primeiros membros da associação. Em 1998, o Consejo General de Colegios de Fisioterapeutas de España definiu a fisioterapia como "a ciência e a arte do tratamento físico", centrando-se na utilização de meios físicos para curar, prevenir doenças e promover a saúde. Em 1999, a Confederação Mundial de Fisioterapia (WCPT) actualizou a definição de fisioterapia, salientando que se trata de um serviço prestado por fisioterapeutas, que inclui avaliação, diagnóstico, planeamento, intervenção e avaliação, e que o movimento completo e funcional é fundamental para a saúde. Em 2001, a AEF comemorou o 50º aniversário da WCPT e assinou um acordo para a organização do seu 14º Congresso Mundial. Foram também promovidas publicações científicas. Em 2002, a Sra. Antonia Gómez Conesa tornou-se a primeira fisioterapeuta a obter uma cátedra universitária. Estes acontecimentos constituíram marcos importantes na consolidação e no reconhecimento da fisioterapia como profissão vital para a saúde em Espanha (4).

Nos anos seguintes, foram alcançados marcos importantes no desenvolvimento e promoção da fisioterapia em Espanha. Em 2003, realizou-se em Barcelona o XIV Congresso da WCPT e foi renovado o Conselho Permanente da AEF. Em 2004, foi publicado o Livro Branco sobre a Titulação em Fisioterapia e foi criado o Colégio Oficial de Fisioterapeutas de La Rioja. Em 2005, os movimentos estudantis defendem uma formação de qualidade e, em 2006, é publicada a Ficha Técnica do Curso de Licenciatura em Fisioterapia e são lançadas as bases da Associação Ibero-Americana de Fisioterapia e Cinesiologia. Em 2007, comemorou-se o 50º aniversário da Fisioterapia em Espanha e aprovaram-se as condições dos Planos de Estudo da Licenciatura em Fisioterapia. Em 2008, foi renovada a Direção Permanente da AEF e foi aprovado o patrocínio da base de dados PEDro. Desde 2012, a Revista Iberoamericana de Fisioterapia y Kinesiología fundiu-se com a revista Fisioterapia. Em 2012, Madrid acolheu o XIV Congresso Nacional de Fisioterapia, que se destacou pela sua inovação e participação ativa. Em novembro do mesmo ano, durante o 10º Aniversário da Associação Profissional de Fisioterapeutas da Extremadura, Antonia Gómez Conesa foi eleita presidente do Conselho Permanente. Em dezembro de 2014, foi aprovado um novo regulamento para melhorar o funcionamento da AEF e foi decidido que Antonia Gómez continuaria como diretora da revista após a sua presidência. Durante esta década, a AEF promoveu a criação de associações sectoriais especializadas, como a Associação Espanhola de Fisioterapeutas em Saúde Mental e outras. Colaborou com a ER-WCPT na criação das Diretrizes Europeias de Fisioterapia para a Doença de Parkinson. De 2010 a 2016, Sónia Souto representou a AEF como segunda vice-presidente da ER-WCPT. A AEF participou ativamente com o Ministério da Saúde espanhol em várias estratégias e projectos, como o Projeto IMA (Intelligent Motion Analysis) e o Projeto Compromisso com a Qualidade das Sociedades Científicas. Em 2016, a revista Fisioterapia foi galardoada com o selo de Qualidade de Revistas Científicas. Para além disso, a AEF organizou dois eventos internacionais em Madrid em colaboração com o WCPT (1).

2. O papel do fisioterapeuta

2.1.   O papel do fisioterapeuta.

De acordo com o Real Decreto 1001/2002, de 27 de setembro, a fisioterapia é uma profissão de saúde que se centra na prevenção, avaliação, diagnóstico e tratamento das afecções músculo-esqueléticas e neurológicas, bem como na promoção do bem-estar e da qualidade de vida do indivíduo. Baseia-se na utilização de técnicas manuais, exercícios terapêuticos, agentes físicos e educação do doente para restaurar a função física e melhorar a mobilidade, a força e a flexibilidade. A fisioterapia aborda tanto as disfunções agudas como as crónicas, trabalhando em colaboração com outros profissionais de saúde para alcançar os melhores resultados para o doente (5).

A função é o que define o exercício de uma profissão. De acordo com o estatuto do Conselho Geral das Associações de Fisioterapeutas, capítulo I dos princípios básicos da prática da Fisioterapia, no artigo 1º Fisioterapia é o estudo e a arte do tratamento físico, ou seja, o conjunto de métodos, acções e técnicas que, através da aplicação de meios físicos, curam e previnem doenças, promovem a saúde, recuperam, treinam, reabilitam e readaptam pessoas afectadas por disfunções psicofísicas ou que desejam manter um nível adequado de saúde. A prática da fisioterapia inclui ainda a realização pelo fisioterapeuta, isoladamente ou em equipa multidisciplinar, de testes eléctricos e manuais para determinar o grau de afetação da inervação e da força muscular, testes para determinar as capacidades funcionais, a amplitude de movimentos articulares e medições da capacidade vital, todos orientados para determinar a avaliação e o diagnóstico fisioterapêutico, como etapa prévia a qualquer ato de fisioterapia, bem como a utilização de meios auxiliares de diagnóstico para acompanhar a evolução dos utentes. O objetivo final da fisioterapia é promover, manter, restaurar e aumentar o nível de saúde dos cidadãos, de modo a melhorar a sua qualidade de vida e facilitar a sua plena reintegração social (5).

No artigo 2.º do Estatuto do Fisioterapeuta, verificamos que as responsabilidades do fisioterapeuta, quer em termos de cuidados, ensino, investigação ou gestão, derivam diretamente do papel primordial da fisioterapia na sociedade. Estas responsabilidades são exercidas de acordo com os princípios éticos fundamentais que regem toda a prática profissional. Isto implica um profundo respeito pela dignidade do indivíduo, a proteção dos seus direitos humanos, bem como uma marcada responsabilidade, honestidade e sinceridade em todas as interações com os utentes. Dentro destas responsabilidades está a tarefa de estabelecer e aplicar uma vasta gama de meios físicos com efeitos terapêuticos no tratamento de utentes de várias especialidades médicas e cirúrgicas. Estes meios físicos incluem, entre outros, a aplicação de eletricidade, calor, frio, massagem, água, ar, movimento, luz e exercícios terapêuticos especializados. Estas intervenções são aplicadas em áreas como a cardiopulmonar, ortopedia, lesões neurológicas, maternidade pré e pós-natal, entre outras. Para além disso, estão incluídos no campo da fisioterapia procedimentos e tratamentos manuais específicos, alternativos ou complementares (5).

Estas responsabilidades são exercidas em diversos contextos, desde instituições de saúde a centros de ensino, instalações desportivas, consultórios de fisioterapia, centros de reabilitação e ginásios, entre outros. Uma vez que os fisioterapeutas cumpram os requisitos estabelecidos pela legislação aplicável, adquirem plenos direitos e poderes para exercer a sua profissão, independentemente da modalidade ou título jurídico sob o qual prestam os seus serviços. Importa sublinhar que o livre exercício da profissão de fisioterapeuta se processa num contexto de livre concorrência e está sujeito a regulamentação específica, nomeadamente no que respeita à oferta de serviços e à determinação da remuneração, de acordo com a legislação em vigor em matéria de defesa da concorrência e de concorrência desleal (5).

2.2. Níveis de ação.

O primeiro passo para sistematizar a ação dos fisioterapeutas passa por compreender que os sistemas de saúde são estruturas complexas que envolvem relações organizadas entre a população e as instituições. Perante os desafios e as necessidades de saúde, é fundamental uma resposta social organizada por parte das instituições de saúde. Os sistemas de saúde organizam-se em torno de funções básicas e de modalidades organizativas de promoção, proteção, cura e reabilitação da saúde.

O modelo proposto salienta que a ação do fisioterapeuta nos sistemas de saúde implica uma relação dinâmica entre a população, com as suas exigências e necessidades, e as instituições que prestam serviços de saúde. Os fisioterapeutas têm um papel crucial nos cuidados de saúde primários (CSP), nos cuidados secundários, nos cuidados terciários, na vigilância da saúde e na gestão da saúde.

- Relativamente aos cuidados de saúde primários, é reconhecida a sua importância na melhoria do acesso, no aumento da resolução e no alargamento da abrangência dos cuidados. No entanto, há desafios em definir claramente o papel do fisioterapeuta nesse nível de atenção. Propõe-se que, nos CSP, o fisioterapeuta articule actividades clínicas, preventivas e de promoção da saúde. Isto implica um atendimento clínico e individualizado, que fortaleça o contacto com os utentes e aumente a resolução dos problemas. O modelo sugere a criação de unidades de fisioterapia na APS, organizadas territorialmente e vinculadas às equipes de saúde da família. A distribuição da carga horária entre os diferentes tipos de atividades ajuda a definir as finalidades e responsabilidades do trabalho da fisioterapia nesse nível. Além disso, é levantada a idéia do acesso direto à fisioterapia, permitindo que o paciente se dirija diretamente ao fisioterapeuta sem a necessidade de encaminhamento médico. Isto reforça a autonomia profissional e reduz as barreiras organizacionais nos serviços de saúde (6).
- Nos cuidados terciários, a fisioterapia tem lugar no hospital e em centros especializados ligados ao hospital, destinados ao doente que sofre de doenças médicas e cirúrgicas que exigem geralmente métodos de tratamento mais avançados do que os utilizados a nível primário (6).
- Em termos de vigilância sanitária, o fisioterapeuta tem um papel importante na proteção da saúde da população, participando nas medidas de controlo dos riscos e na vigilância das doenças, lesões e incapacidades. Este papel estende-se a todos os domínios da vigilância da saúde, tais como a vigilância sanitária, epidemiológica, dos trabalhadores e ambiental (6).

Por fim, o modelo destaca o papel do fisioterapeuta na gestão dos sistemas de saúde, incluindo a coordenação de equipas multiprofissionais, a gestão de unidades de saúde e a participação na formulação de políticas públicas. A ampliação do escopo de atuação da fisioterapia nos sistemas de saúde leva a um melhor nível de saúde e a uma maior independência e funcionalidade da população (6).

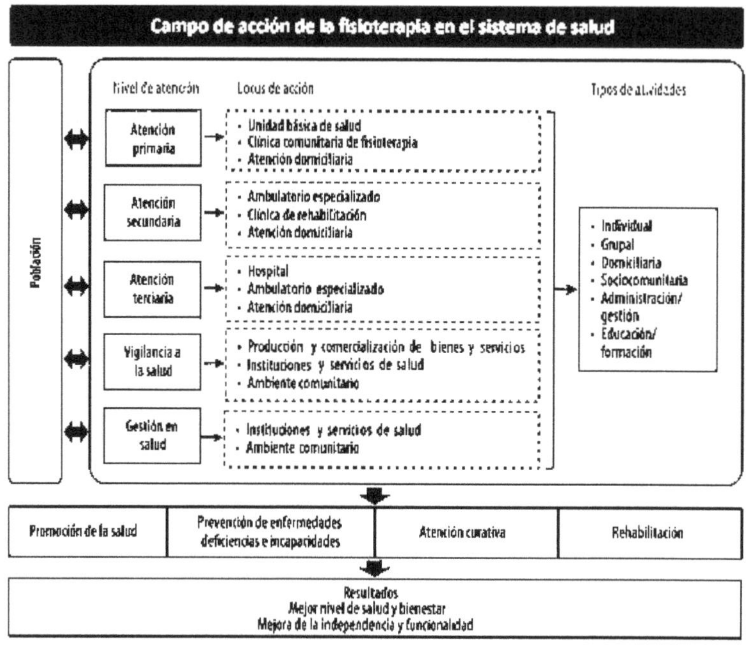

Figura 1. quadro concetual do campo de ação do fisioterapeuta nos sistemas de saúde (6).

3. Metodologia de intervenção em fisioterapia (MIF)

A metodologia de intervenção em fisioterapia é um método sistemático e organizado de prestação de cuidados de fisioterapia individualizados, que se centra na identificação e no tratamento das respostas únicas de indivíduos ou grupos a problemas de saúde reais ou potenciais. Este método é designado por vários nomes: Heerkens chama-lhe "Processo de Fisioterapia", enquanto Rebollo lhe chama "Método de Intervenção em Fisioterapia (MIF)". Esta metodologia é composta por cinco etapas (1):

- Etapa 1. Avaliação: Recolha e análise de informações para determinar o estado de saúde do paciente e para descrever as suas capacidades e problemas (reais ou potenciais). Inclui referências, historial de fisioterapia, exame físico e registo.
- 2ª Etapa. Análise dos dados: Identificação de problemas reais ou potenciais que podem ser resolvidos pelo fisioterapeuta ou encaminhados para outros profissionais. É estabelecido o diagnóstico fisioterapêutico.
- Etapa 3. Formulação do programa de fisioterapia: Estabelecimento de problemas, objectivos e intervenções.
- Fase 4. Implementação do programa: Execução do plano de fisioterapia, aplicação dos métodos e técnicas previstos, recolha de informações sobre a resposta do paciente e registo dos dados e das respostas do paciente.
- Etapa 5. Avaliação: Verificação da eficácia do programa de fisioterapia e decisão sobre a necessidade de alterações. Se os objectivos não foram atingidos, o método é revisto para corrigir os erros e atingir os objectivos formulados.

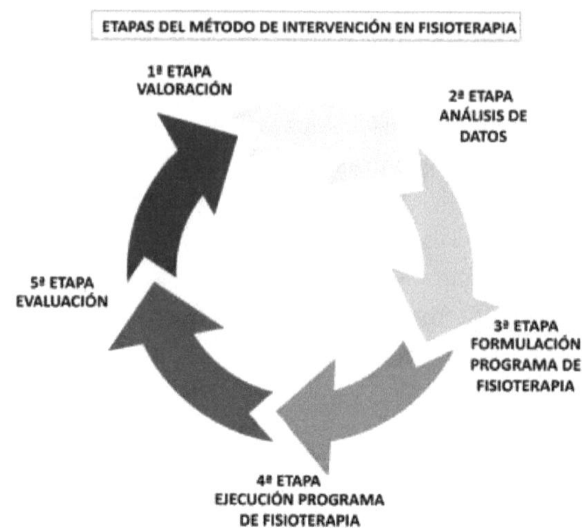

Figura 2: Representação do método de intervenção fisioterapêutica (1).

4. Aspectos da avaliação em fisioterapia

A avaliação é a primeira fase da CIF, em que são recolhidos e registados todos os dados relevantes sobre o doente, a fim de se obter uma compreensão tão exacta quanto possível do seu estado de saúde. Os seus princípios constitutivos são (1):

4.1. Anamnese.

A anamnese é um processo coloquial em que se entrevista o doente (anamnese direta) ou os seus familiares ou acompanhantes, se necessário. Este processo pode ser difícil. É fundamental adaptar a linguagem e a terminologia ao doente para que este possa compreender a informação. Deve ser criado um ambiente amigável e agradável durante a entrevista. É importante permitir que o doente se exprima livremente. Utilizar termos que o doente possa compreender. As perguntas devem ser diretas, específicas e compreensíveis. É essencial saber ouvir o doente e dar-lhe o tempo necessário para se exprimir. A anamnese é o primeiro passo na interação com o doente, durante o qual são recolhidas, de forma ordenada e detalhada, informações sobre o estado de saúde do doente, os seus antecedentes pessoais e as condições relacionadas com a sua saúde, com o objetivo de estabelecer um diagnóstico fisioterapêutico preciso (7).

O doente é a principal fonte de dados. Este é o ponto de partida fundamental para a recolha de informações. O doente, sendo a parte diretamente afetada pelo problema de saúde, pode fornecer dados precisos sobre si próprio, incluindo sintomas, antecedentes médicos, medicamentos actuais e outros pormenores relevantes para o diagnóstico e o tratamento. A sua perceção subjectiva do seu estado de saúde e as suas experiências são vitais para compreender plenamente a situação clínica. A família do doente pode ser uma fonte de informação valiosa, especialmente em situações em que o indivíduo não é capaz de fornecer dados exactos, como em casos de perda de consciência, demência ou situações semelhantes. Os familiares podem fornecer informações sobre o historial médico do doente, alterações recentes do estado de saúde, medicamentos, alergias e outros aspectos relevantes. Além disso, a família pode fornecer informações adicionais sobre o comportamento e a saúde do doente, que podem ser úteis para complementar as informações fornecidas pelo próprio doente e para obter uma imagem mais completa da situação clínica (1).

4.2. Historial médico.

O registo médico é um documento cujo principal objetivo é organizar as informações relacionadas com a saúde do doente, a fim de facilitar os cuidados prestados. Por conseguinte, quando um indivíduo necessita de serviços de saúde, o pessoal de saúde deve preparar e manter atualizado o seu registo médico ao longo do tempo. A definição de um registo médico pode ser abordada de diferentes perspetivas, como a gramatical, a jurídico-legal e a relacionada com os cuidados. Deste último ponto de vista, o documento regista todas as intervenções e actividades realizadas pelo pessoal de saúde relacionadas com a saúde do doente, com o objetivo de melhorar os cuidados de saúde desde o momento do nascimento até ao fim da vida. Este registo médico deve ser configurado de forma a ser um instrumento eficaz no processo de cuidados interprofissionais. De acordo com o artigo 3.º da Lei 41/2002, que regula a autonomia do doente e os direitos e deveres em matéria de informação e documentação clínica, o processo clínico é definido como o conjunto de documentos que contêm informações sobre a situação clínica e a evolução de um doente durante os seus cuidados (7).

Desta forma, a história clínica em fisioterapia cumpre várias funções, entre as quais as mais importantes são (7):

- Bem-estar: com o objetivo de proporcionar ao doente cuidados médicos mais adequados.
- Pedagógico: detalhar e explicar as decisões terapêuticas e exploratórias tomadas, demonstrando a abordagem correta do tratamento e da gestão do caso clínico.
- Investigação clínica: desenvolvimento de um conjunto de categorias para classificar e agrupar registos médicos relativos a uma determinada patologia, caso clínico ou intervenção.
- Investigação epidemiológica: agrupamento de casos em investigação clínica utilizando denominadores populacionais adequados.
- Gestão clínica e planeamento de recursos médicos: na organização e avaliação dos recursos disponíveis para o planeamento de investimentos futuros.

- Aspectos legais e jurídicos: registo de todos os cuidados recebidos pelo paciente para efeitos de prova documental.
- Controlo da qualidade dos cuidados: quantificação e avaliação de todo o processo de cuidados ao doente, com uma avaliação dos aspectos científicos e técnicos.

O registo clínico na especialidade de fisioterapia é um instrumento legal e um componente essencial dos cuidados prestados ao paciente. Deve incluir uma série de elementos-chave para cada paciente, a fim de garantir cuidados completos e de qualidade. Os componentes que devem estar presentes no registo clínico de fisioterapia são descritos a seguir (7):

O historial do doente inclui vários elementos-chave. Em primeiro lugar, devem ser recolhidos os dados pessoais do paciente, tais como o nome, a idade, o sexo, a morada, o número de telefone e quaisquer outros dados de identificação relevantes. Em seguida, deve ser especificado o motivo da admissão ou da consulta, ou seja, a razão pela qual o paciente se dirigiu ao consultório de fisioterapia, quer se trate de uma recomendação médica, de uma lesão, de uma dor específica ou de qualquer outra causa. É igualmente essencial incluir uma descrição pormenorizada do estado clínico atual do paciente, incluindo os sintomas, a duração dos sintomas e quaisquer outros pormenores relevantes. Além disso, é importante registar os antecedentes familiares, que incluem informações sobre doenças ou condições médicas relevantes na família do doente que possam ter um impacto na saúde atual do doente. Por outro lado, o historial pessoal inclui o historial médico pessoal do doente, incluindo doenças anteriores, tratamentos recebidos, alergias, entre outros. É fundamental incluir informações relevantes desde o nascimento do doente, incluindo a infância e a adolescência, uma vez que estes dados podem influenciar o estado atual do doente. Por fim, devem ser descritos os hábitos do doente, como o tabagismo, o consumo de álcool, a atividade física, a alimentação, entre outros.

O historial médico do doente também deve ser pormenorizado. Isto inclui a história cirúrgica, que é um registo de todas as cirurgias a que o doente foi submetido, com datas, razões e resultados. Deve também incluir o historial médico, que é um registo de todas as doenças e condições médicas que o doente teve ao longo da sua vida. A história profissional é outra informação importante, pois fornece informações sobre o trabalho do doente, incluindo eventuais riscos profissionais que possam afetar a sua saúde. É essencial enumerar todos os medicamentos que o doente toma atualmente, com a respectiva dosagem e frequência. Além disso, deve ser incluída uma história sistemática do estado clínico atual, que consiste numa descrição pormenorizada e cronológica da evolução do estado clínico atual do doente.

A avaliação física é outro componente essencial do registo clínico. Esta inclui uma avaliação clínica da pele, uma avaliação do tecido subcutâneo e uma avaliação das estruturas da pele para detetar potenciais problemas. Também deve ser efectuada uma avaliação da cabeça e do pescoço, bem como a palpação dos gânglios linfáticos para identificar possíveis inchaços ou anomalias. A avaliação do sistema neuro-músculo-esquelético é crucial para identificar eventuais problemas nestes sistemas. Além disso, a distribuição da dor no corpo do doente deve ser registada e analisada. É importante incluir um exame físico do sistema respiratório e uma avaliação do sistema circulatório para detetar possíveis problemas nestes sistemas. A avaliação da funcionalidade e da independência nas actividades da vida diária é um aspeto fundamental da fisioterapia. Esta avaliação inclui um resumo e conclusões clínicas baseadas na avaliação efectuada. A terapia utilizada e os tratamentos aplicados ao paciente durante o processo de fisioterapia também devem ser detalhados. O diagnóstico sindrómico provisório deve ser estabelecido com base nos sintomas e na avaliação inicial, bem como nos métodos complementares de diagnóstico utilizados para complementar o diagnóstico inicial. O diagnóstico definitivo é estabelecido após a avaliação completa e os métodos complementares de diagnóstico. É fundamental estabelecer objectivos a curto, médio e longo prazo para a recuperação e melhoria do doente, com metas específicas em diferentes períodos de tempo. O plano de intervenção fisioterapêutica deve ser pormenorizado e personalizado. Para além disso, deve ser fornecido um prognóstico, que é uma previsão da evolução provável do estado e da recuperação do doente. O acompanhamento é crucial e deve incluir o registo das sessões de acompanhamento e a avaliação contínua da evolução do doente. Por fim, deve registar a alta do doente após a conclusão do tratamento e fornecer um relatório de acompanhamento que descreva em pormenor a evolução do doente após a alta, incluindo recomendações para a manutenção da saúde do doente.

Este sistema permite uma recolha exaustiva e organizada de todas as informações relevantes do doente, garantindo que o tratamento de fisioterapia é eficaz e personalizado.

Para além do doente, da família do doente e do registo médico, existem outras fontes de informação relevantes no domínio médico, tais como (1):

- Registos de enfermagem: Estes registos contêm dados cruciais sobre os cuidados diários do doente, incluindo a administração de medicamentos, os sinais vitais, os procedimentos realizados e quaisquer alterações significativas no estado do doente. São uma fonte importante para acompanhar a evolução do doente durante a sua estadia na unidade de saúde.
- Relatório de fisioterapia: Este relatório descreve pormenorizadamente a avaliação física do paciente, os resultados clínicos, o plano de tratamento fisioterapêutico e os progressos efectuados durante a terapia. Inclui informações sobre exercícios terapêuticos, técnicas de mobilização, medidas preventivas e de reabilitação, bem como recomendações para a gestão contínua do doente.
- Relatórios de terapia ocupacional: Estes relatórios fornecem informações sobre a capacidade funcional do doente nas actividades da vida diária, como os cuidados pessoais, a mobilidade e a participação em actividades sociais e laborais. Também incluem objectivos terapêuticos, estratégias de intervenção e progressos durante a terapia ocupacional.
- Relatórios e testes psicológicos: Estes relatórios fornecem uma avaliação pormenorizada do estado mental e emocional do paciente. Incluem diagnósticos, resultados de testes psicológicos, observações sobre o comportamento e o estado emocional, bem como recomendações de intervenção terapêutica.

Estas fontes de informação adicionais são essenciais para uma avaliação exaustiva do doente e para um planeamento eficaz e personalizado do tratamento.

4.3.   Entrevista clínica.

A recolha de dados em fisioterapia ocorre na entrevista inicial e é obtida a partir de diversas fontes, como o utente, familiares, cuidadores, registos anteriores de fisioterapia, história de saúde e exames de diagnóstico. Durante esta primeira consulta, é fundamental ganhar a confiança do paciente, respeitando algumas regras básicas de comportamento: não se apressar, evitar interrupções, ser observador e respeitar a privacidade do paciente. Para o efeito, é necessário dispor de um espaço adequado. É igualmente importante obter informações sobre as crenças e expectativas do doente relativamente ao sistema de saúde, à utilização de medicamentos, aos padrões de comportamento, ao trabalho, ao impacto sociofamiliar e económico. Todas estas informações devem ser registadas no processo de fisioterapia, que faz parte integrante do historial de saúde do paciente, garantindo assim a documentação do seu tempo de permanência na unidade e da forma como o seu problema foi tratado no âmbito do sistema de saúde. Durante a entrevista, é essencial utilizar uma comunicação clara, frases curtas, utilizando desenhos se necessário, e verificar o nível de compreensão e a opinião do paciente sobre o assunto (8).

Para uma entrevista eficaz, recomenda-se que se siga a regra dos cinco passos (8):

- Escuta: Permitir que o paciente se expresse livremente para encorajar a abertura em sessões futuras. Evitar formar uma ideia rígida a partir da primeira entrevista.
- Avaliar: Utilizar a palpação inteligente e a observação do comportamento motor do doente para identificar problemas motores e de dor. Embora possa haver diferenças em relação ao que o doente relatou, não contradiga a perceção de desconforto do doente.
- Interrogar: Aprofundar as respostas iniciais sem sugerir respostas ao doente.
- Observar: Ouvir a descrição dos sintomas e observar os sinais comportamentais do doente para assegurar a coerência entre a narrativa e a observação.
- Compreensão: Expressar claramente que compreendeu as dificuldades do paciente e que ele não é indiferente ao terapeuta.

Para facilitar a relação fisioterapeuta-paciente, são sugeridas algumas ideias (8):

- Utilizar o nome próprio do doente.
- Apresente-se e mostre interesse pelo problema do paciente, sem minimizar os sintomas expressos pelo paciente.
- Explicar o objetivo das perguntas para prestar melhores cuidados.
- Manter um bom contacto visual e prestar toda a atenção ao doente.
- Gastar o tempo necessário, pois a pressa demonstra desinteresse.
- Planear a entrevista com antecedência para controlar melhor o tempo disponível.

4.4. Exame físico do paciente

No exame físico, o objetivo é identificar as estruturas ou os factores responsáveis pelos sintomas do doente. Os testes físicos são realizados para encontrar sinais que confirmem ou excluam a hipótese de que as estruturas identificadas no exame subjetivo são efetivamente a origem dos sintomas. Dois aspectos fundamentais são assumidos durante o exame físico:

- Reprodução dos sintomas: Se os sintomas se reproduzirem aquando da avaliação de uma estrutura, considera-se que os sintomas têm origem nessa estrutura. No entanto, é difícil estabelecer um diagnóstico estrutural preciso, uma vez que os testes afectam múltiplos tecidos, tanto proximais como distais. Por exemplo, a flexão do joelho afecta não só a articulação, mas também a cápsula, os ligamentos, os músculos, o tecido nervoso circundante e as articulações, os músculos e os nervos da anca proximal e da coluna vertebral, bem como do tornozelo distal.
- Deteção de anomalias: Se for detectada uma anomalia numa estrutura que, teoricamente, poderia remeter os sintomas para a área afetada, essa estrutura é considerada como a fonte suspeita dos sintomas. Esta anomalia é descrita como um sinal de referência "comparável" (Maitland, 1991).

O exame físico recolhe dados através de informações observáveis e mensuráveis. Para o efeito, são utilizados vários recursos, como o visual, o manual, o instrumental e o funcional:

4.4.1. Recursos visuais:

É fundamental que o fisioterapeuta obtenha informações a partir do que observa no paciente, como o estado geral, a postura, a marcha, etc. A diversidade e a multiplicidade das observações possíveis não permitem uma lista exaustiva. No entanto, é necessário lembrar que só devem ser registadas as observações que possam contribuir para a ação terapêutica e que o registo deve ser feito com todas as garantias possíveis.

A observação no contexto da avaliação neuromusculo-esquelética é o processo abrangente e sistemático através do qual o terapeuta examina visualmente o paciente para identificar quaisquer anomalias, disfunções ou sinais de patologia. Esta avaliação é efectuada em diferentes momentos e posições para obter uma compreensão completa do estado do paciente. A observação é de grande importância, pois permite identificar patologias, detetar sinais visuais de várias condições, tais como inflamação, atrofia muscular e deformidades. Ajuda a identificar elementos que podem estar a agravar a condição do doente, como má postura, padrões de movimento incorrectos e utilização inadequada de ajudas. Como guia para testes e tratamento, a informação obtida através da observação orienta o terapeuta quanto aos testes a realizar e às abordagens terapêuticas mais eficazes. A observação pode ser tanto informal como formal (9).

- Observação informal: O terapeuta deve observar o paciente em situações dinâmicas e estáticas. Esta observação inclui a qualidade do movimento do paciente, as caraterísticas posturais e a expressão facial. O objetivo é avaliar a qualidade do movimento e as caraterísticas posturais do paciente de forma natural e não estruturada. É realizada durante a conversa inicial e a observação geral do paciente em situações quotidianas, como entrar na sala, sentar-se ou levantar-se. Permite ao terapeuta detetar comportamentos espontâneos do paciente que podem não ser evidentes durante uma avaliação mais estruturada. Pormenores da Observação Informal (9):
  - Qualidade do movimento: Avaliar a forma como o doente se movimenta, registando a fluidez, a coordenação e quaisquer restrições ou anomalias nos movimentos.
  - Caraterísticas posturais: Examinar o alinhamento e a postura do doente em pé e sentado. Isto pode revelar desalinhamentos ou tensões musculares que não são facilmente observados numa avaliação formal.

- Expressão facial: Observar as expressões faciais do doente, uma vez que podem fornecer pistas sobre a dor ou o desconforto que podem não ser verbalizados.
- Utilização de meios auxiliares: Verificar se o doente está a utilizar meios auxiliares, tais como aparelhos para o pescoço, bengalas ou espartilhos, e se estão a ser utilizados corretamente. Isto inclui a observação de ligaduras visíveis, que podem indicar um possível comportamento de doença.
- Informação suplementar: A observação informal pode fornecer informações tão valiosas como a avaliação formal. Isto porque os doentes podem não adotar a sua postura habitual durante uma avaliação estruturada, mas fazem-no num ambiente mais descontraído e menos consciente.
- Identificação comportamental: A forma como o doente utiliza as ajudas ortopédicas pode dar pistas sobre o seu estado de saúde e a sua atitude em relação à sua condição. Por exemplo, uma ligadura visível pode sugerir um comportamento de doença ou uma estratégia de controlo da dor.

- Observação formal: A observação formal em fisioterapia implica uma avaliação estruturada e sistemática do paciente, seguindo protocolos e instrumentos específicos. Esta observação é realizada de forma metódica e destina-se a documentar objetivamente o estado físico e funcional do paciente. Para este efeito, podemos utilizar (9):
  - Avaliações normalizadas: Utilizar instrumentos e questionários normalizados para medir a intensidade, a localização e as caraterísticas da dor (por exemplo, escala visual analógica da dor).
  - Testes funcionais: Realização de testes físicos específicos para avaliar a mobilidade, a força, a flexibilidade e outros aspectos funcionais do doente.
  - Documentação pormenorizada: Registo exato e pormenorizado dos resultados da avaliação para um acompanhamento e um planeamento de tratamento adequados.

4.4.2. Recursos manuais:

- Palpação:

A palpação é uma técnica de avaliação fundamental que consiste na compressão tátil com as faces palmares dos dedos ou das pontas dos dedos. Através desta técnica, o fisioterapeuta pode avaliar uma variedade de caraterísticas no corpo do paciente que são cruciais para o diagnóstico e acompanhamento de várias condições de saúde (10, 11). Philip Greenman, na sua magnífica análise Principles of Manual Medicine (Greenman, 1989), resume os cinco objectivos da palpação. O profissional ou terapeuta deve ser capaz de (12):

- Detetar uma textura anormal do tecido.
- Examine a simetria na posição das estruturas, tanto tátil como visualmente.
- Detetar e avaliar as variações do arco e da qualidade do movimento durante a braçada, bem como a qualidade do final do arco de qualquer movimento.
- Sentir a posição no espaço de si próprio e da pessoa que está a ser sentida.
- Detetar e avaliar as alterações dos dados palpados, quer tenham melhorado ou piorado ao longo do tempo.

Algumas caraterísticas a avaliar aquando da realização de uma dobra cutânea são (10, 11):

- Flexibilidade, elasticidade, espessura, consistência ou condição trófica: Alguns dos aspectos que são avaliados pela palpação são a elevação ou depressão da pele, detectando quaisquer áreas que estejam anormalmente elevadas ou afundadas em comparação com o tecido circundante, o que pode indicar a presença de inflamação, massas, cicatrizes ou lesões.
- Temperatura: A palpação permite avaliar a temperatura da pele, identificando áreas mais quentes ou mais frias do que o normal, o que pode ser um sinal de infeção, inflamação, problemas de circulação ou alterações no fluxo sanguíneo.
- Pulsos arteriais e venosos: A palpação é crucial para verificar os pulsos em diferentes partes do corpo. Através da palpação das artérias superficiais, como as dos pulsos, do pescoço ou dos tornozelos, é possível avaliar a força, o ritmo e a regularidade do pulso, fornecendo informações vitais sobre a função cardiovascular e o fluxo sanguíneo.
- Diaforese (transpiração)
- Inchaço, edema e inflamação: Outra aplicação importante é a avaliação dos contornos e do tamanho de órgãos e tumores. Através da palpação do abdómen, é possível determinar o

tamanho e a forma dos órgãos internos, como o fígado e o baço, bem como a presença de massas ou tumores que possam necessitar de uma avaliação mais aprofundada.

- Hipersensibilidade: A hipersensibilidade é outra caraterística que é examinada através da palpação, identificando áreas em que o doente sente um aumento da dor ou uma sensibilidade invulgar ao toque, o que pode ser indicativo de inflamação, lesão, infeção ou outras condições patológicas.

- Gânglios linfáticos: A avaliação dos gânglios linfáticos é outra aplicação importante da palpação, uma vez que estes podem aumentar de tamanho ou ficar inchados em resposta a uma infeção, doença autoimune ou cancro. Através da palpação, o fisioterapeuta pode detetar estas alterações e avaliar a consistência, a mobilidade e a sensibilidade dos gânglios afectados.

- Comparação contralateral e zonas adjacentes: No exame de cada sistema corporal, a palpação e a mobilização dos tecidos requerem atenção à região envolvida, comparações constantes com o outro lado e exploração em diferentes planos anatómicos de forma ordenada e sequencial. Esta técnica fornece informações precisas ou indicações de possíveis deficiências que devem ser confirmadas ou excluídas noutros exames.

- Crepitação articular: Sensação ou som de trituração que se sente quando se movimenta uma articulação e que pode ser um sinal de doenças articulares como a artrite. Este procedimento exige do fisioterapeuta um vasto conhecimento de anatomia para identificar alterações, assimetrias e desvios em diferentes tipos de tecidos, incluindo osso, articulação, cápsula-ligamento, músculo, aponeurótico, tendão, nervo, pele, tecido adiposo, vasos sanguíneos, massas, inflamação, edema e perda de continuidade dos tecidos.

- Mobilidade da pele em relação aos tecidos subjacentes: A mobilização dos tecidos fornece informações valiosas sobre a localização, a extensão e a gravidade de algumas deficiências estruturais e funcionais dos segmentos corporais envolvidos. Por outras palavras, o objetivo da palpação e da mobilização dos tecidos é localizar a origem da dor (se presente) e identificar as deficiências estruturais e funcionais que podem comprometer a função de um ou mais sistemas corporais, bem como o estado emocional do paciente, que afecta o movimento do corpo humano e, por conseguinte, as actividades diárias normais e a participação social. O exame tátil efectuado pelo fisioterapeuta requer uma comparação dos achados da palpação nas posturas de suporte de peso e de repouso. As posturas de repouso exigem que o doente esteja confortável e relaxado, enquanto algumas anomalias só são perceptíveis durante a atividade, pelo que é necessário complementar a palpação com outros procedimentos de exame.

Existem vários tipos de palpação consoante a sua profundidade (10, 11):

- Através da palpação superficial, podemos processar informações sobre alterações cutâneas, alterações de temperatura, tensão muscular superficial, dor provocada e edema.
- Na palpação profunda, se aumentarmos a pressão à palpação, obtemos informações sobre a dor provocada, a mobilidade dos tecidos, o edema, a tensão muscular profunda, a fibrose e as alterações interósseas.

Tipos de palpação a técnica utilizada (10, 11):

- Palpação plana: Realizada com a extremidade do dedo, facilita a mobilidade do tecido celular subcutâneo, útil na musculatura superficial e no abdómen.
- Palpação em pinça: útil em músculos abdominais volumosos.
- Palpação profunda: Utilizada quando não é possível efetuar uma palpação em pinça ou plana, para produzir sensação no músculo.

A prática é essencial para desenvolver a palpação e ganhar experiência. Pensar com as mãos" refere-se à atenção da mente para as estruturas palpadas, identificando variações nessas estruturas. A modulação da pressão aplicada garante a obtenção de informações exactas sem causar dor ao doente.

É importante ter em conta o tipo de estrutura que está a ser analisada (10, 11):

- Artéria: O seu ritmo pulsante é sentido.

- Veia: Quando pressionada num ponto, enche-se abaixo do ponto de pressão.
- Tendão: intimamente relacionado com o músculo.
- Ligamento: palpável consoante a posição da articulação.

Pressupostos preliminares (10, 11):

- A zona a palpar deve estar desnudada.
- Adotar uma posição relaxada.
- Os braços devem ser apoiados para evitar desvios na palpação.
- O primeiro contacto deve ser lento e suave.
- Repetir a palpação várias vezes para obter resultados consistentes.

A palpação é um instrumento simples, prático e rico em informações. À medida que o fisioterapeuta ganha experiência, esta técnica torna-se mais útil e importante no processo de avaliação. A palpação também permite a diferenciação das estruturas envolvidas pela localização específica da dor, sendo importante determinar as caraterísticas da hipersensibilidade encontrada. A investigação das particularidades da dor ajuda o fisioterapeuta a classificar a sua causa como neurogénica, músculo-esquelética ou vascular. A dor neurogénica caracteriza-se por ser generalizada, aguda, imprecisa e seguir o trajeto do nervo envolvido, podendo ser acompanhada de défices sensoriais, tróficos e reflexos. A dor músculo-esquelética, se for de origem óssea, é fácil de localizar, profunda e descrita pelos doentes como "perfuração", aumentando com a pressão digital, posturas forçadas, movimentos específicos e, por vezes, com alterações térmicas. A dor vascular é generalizada, permanente, referida e associada a pulsos fracos, alterações térmicas e descoloração da pele. A identificação de áreas de anestesia, alodinia, hipoestesia, hiperestesia ou hipersensibilidade à exploração tátil ajuda também a identificar défices funcionais de origem sensorial. O seguimento da distribuição da inervação cutânea segmentar ou o mapeamento da distribuição dos dermátomos permite a localização exacta da deficiência, embora devam ser tidas em conta as sobreposições e as diferenças entre indivíduos (10, 11).

- Percussão:

Há muitos anos que a percussão é utilizada tanto para o tratamento manual como para o diagnóstico. Albert Abrams, na sua obra

"Spondylotherapy" de 1910, foi um dos primeiros a estudar este tema em profundidade. No seu prefácio, Abrams sublinhou o papel crucial das vibrações mecânicas na terapia, salientando que a sua aplicação é eficaz e prática quando manuseada corretamente. Abrams descreveu a sua técnica de percussão utilizando um pedaço de borracha ou linóleo como recetor de choque e uma grande cabeça de borracha para transmitir a força. Mencionou também a utilização dos nós dos dedos na ausência destes instrumentos. A tira de linóleo era colocada sobre o processo espinhoso, aplicando uma série de golpes rápidos e vigorosos, que, embora incómodos para o paciente, não causavam outros efeitos negativos. Mais tarde, em 1939, o Dr. A. C. Johnson discutiu o uso de instrumentos manuais ou mecânicos para aplicar vibrações efectivas quando feitas com rapidez suficiente. Embora o texto não se debruce sobre o uso terapêutico da percussão, destaca o seu valor diagnóstico. A percussão tem sido historicamente utilizada para definir a posição e o estado dos órgãos, com variações na sua utilização na medicina oriental e ocidental. É possível interpretar uma vasta gama de sons, tal como descrito por Sir Robert Hutchinson em 1897, que descreveu como a percussão pode identificar a localização dos órgãos e as variações na sua ressonância. Por exemplo, Hutchinson discutiu a percussão torácica, descrevendo qualitativa e quantitativamente os sons (hiper-ressonância, embotamento, timbre timpânico, etc.). Estas variações têm valor diagnóstico e prognóstico (12).

Relativamente ao método utilizado para a percussão, Hutchinson recomendava a utilização do dedo médio da mão esquerda como plexímetro, aplicado firmemente sobre os tecidos a percutir, sem ar entre o dedo e a pele, e batido com o dedo médio da mão direita. O método consiste em bater a partir do pulso, levantando o dedo após a batida para permitir a vibração, à semelhança do mecanismo de um piano. Para percussões mais firmes, podem ser utilizados vários dedos, mas geralmente um dedo é suficiente. Três regras fundamentais de acordo com Hutchinson (12):

- Percussão de áreas ressonantes (ocas) para áreas menos ressonantes (sólidas).
- Manter o dedo do pleximetro paralelo ao bordo do realejo e perpendicular à linha de percussão.

- Assegurar um contacto estreito entre o dedo do plexímetro e os tecidos.

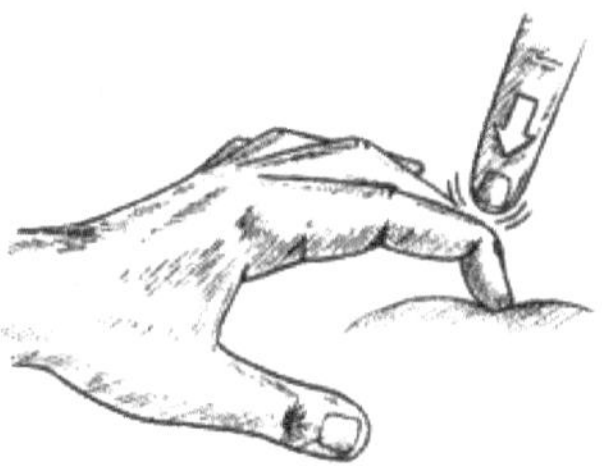

Figura 3 - Posição da falange terminal mantida o mais vertical possível em relação à superfície examinada, como indicado por Abrams (12).

Na percussão abdominal, Hutchinson observou que o som depende da profundidade do espaço aéreo e da tensão da parede do órgão. A presença de gás na cavidade peritoneal pode eliminar o torpor normal do fígado ou do baço. Se estiver presente um torpor anormal, deve verificar-se se este se mantém em todas as posições ou se muda com o movimento do doente, o que é importante para distinguir entre gás, ascite ou tumores (12).

4.4.3. Recursos instrumentais:

Os instrumentos e as escalas são utilizados para efetuar avaliações analíticas que permitem examinar separadamente as diferentes estruturas orgânicas, tendo em conta o seu comportamento num estado normal. Estes instrumentos avaliam principalmente três parâmetros: flexibilidade, força e coordenação e equilíbrio (1):

- Flexibilidade: O goniómetro e a fita métrica são utilizados para avaliar a flexibilidade. Os goniómetros são utilizados para quantificar a angulação ou a amplitude das articulações. A fita métrica mede perímetros, contornos e comprimentos.
- Força: Determina a extensão e a amplitude da fraqueza muscular. Originalmente concebidas por Lovett, foram melhoradas com sistemas numéricos por Lowman e registos percentuais por Henry O. e Florence P. Kendall. Atualmente, é utilizada a escala de Lovett com gradação de Lowman, que vai de 0 (músculo inativo) a 5 (músculo normal). Esta avaliação baseia-se em três elementos: a palpação da contração, a ação da gravidade e a aplicação de uma força externa. Outras escalas de avaliação da fraqueza muscular são a escala de

Daniels, Williams e Worthingham. Esta escala avalia os músculos em relação à força da gravidade, que é considerada como a resistência padrão. Outro instrumento utilizado para avaliar a força muscular é o dinamómetro. Podem também ser utilizados métodos isocinéticos, que fornecem informações objectivas e reprodutíveis sobre a força muscular. Estes exercícios, concebidos por James Perrine, permitem exercer o máximo de força e de movimento angular possível a uma velocidade constante.

- Coordenação e equilíbrio:

  - Métodos simples: Incluem actividades como caminhar em linha reta, manter-se num só pé ou tocar no nariz com os olhos fechados.

  - Métodos complexos: O método MOVE (Mobility Opportunities Via Education) melhora a mobilidade através de uma educação abrangente. Embora concebido para crianças, também é aplicável a adultos. Este método utiliza 16 categorias de competências motoras essenciais, de simples a complexas, avaliando 74 competências individuais. Exemplos de competências incluem virar na vertical, o que implica manter as ancas e os joelhos direitos enquanto se roda o corpo, com ou sem apoio adicional. Este método permite uma avaliação aprofundada das competências necessárias para levar uma vida autónoma, ao mesmo tempo que fornece orientações para a sua realização.

4.4.4. Recursos funcionais:

As avaliações funcionais permitem analisar a inter-relação entre as diferentes estruturas do organismo, colocando a pessoa num contexto de autonomia. Além disso, examinam o comportamento motor da pessoa em relação às actividades da vida diária no seu ambiente. As avaliações funcionais têm como objetivo fornecer uma visão holística do funcionamento do corpo nas actividades diárias, permitindo uma abordagem mais holística e centrada no doente para o planeamento do tratamento e estratégias de reabilitação (1):

- Maior objetividade na medição das funções.
- Sistematização do rastreio funcional.
- Deteção de deficiências em fases precoces.
- Transmissão de informações e acompanhamento dos planos terapêuticos.

Podem ser utilizados meios instrumentais e funcionais, desde que sejam validados e apresentem uma elevada fiabilidade. A validade refere-se à capacidade de o instrumento ou escala refletir o que pretende medir, e a fiabilidade refere-se à capacidade de um instrumento ou escala dar a mesma pontuação, na ausência de alterações, quando realizada por mais de um avaliador. Os graus em que podem ser classificados são os seguintes (1):

- Classificação por grau de fiabilidade:
  - Grau 3: Fiabilidade total
    - Caraterísticas: Também designados por validados, estes testes têm uma ausência de variabilidade nos resultados estatisticamente comprovada.
    - Utilização: As medições obtidas podem ser utilizadas com segurança por diferentes equipas em diferentes países.
    - Exemplos: ângulo de Cobb ou índice de independência diária de Katz.

  - Grau 2: Reprodutibilidade e aceitabilidade
    - Caraterísticas: A simplicidade de funcionamento garante a sua correta utilização por um grande número de profissionais. Existe uma aceitação geral do procedimento na interpretação e avaliação do resultado.
    - Exemplos: Teste de função muscular manual, escala visual analógica da dor, electrocardiogramas.

  - Grau 1: Viabilidade
    - Caraterísticas: A fiabilidade é afetada por normas diferentes consoante os países e as equipas que as utilizam, o que impede uma normalização uniforme dos resultados.
    - Utilização: Os resultados só podem ser comparados com a gama média, consoante o instrumento utilizado.
    - Exemplos: Dispositivos isocinéticos.

  - Grau 0: Imprecisão
    - Caraterísticas: As diferenças entre as equipas de um mesmo país impossibilitam as comparações interinstitucionais.
    - Exemplos: Diferentes escolas de formação e de avaliação.

Estes níveis de fiabilidade ajudam a determinar a utilidade e a precisão dos testes de avaliação em várias aplicações clínicas e de investigação.

5. <u>Avaliação da dor</u>

A dor é o principal sintoma que leva um doente a consultar um profissional de saúde. É definida como uma sensação sensorial e emocional desagradável associada a uma lesão real ou potencial. Sendo a dor uma experiência subjectiva e variável entre indivíduos, é difícil de quantificar. Para o efeito, é realizada uma avaliação da dor, que abrange os seguintes pontos (13):

- Comunicação com o doente: É fundamental que o profissional de saúde pergunte ao doente sobre a sua dor, utilizando uma linguagem clara e perguntas concisas, dando-lhe tempo para responder.
- Questões-chave:
  - Início: Porquê? A que atribui o facto? A que é que acha que se deve?
  - Evolução: Há quanto tempo tem estas queixas, é a primeira vez que as tem, melhoraram ou pioraram desde que começaram, mudaram ao longo do tempo, consultou um médico sobre elas e, em caso afirmativo, como?
  - Localização e intensidade: Onde se sente a dor, é difusa ou específica, irradia para outra parte do corpo, é grave? Numa escala de 1 a 10, quanto lhe daria? O que é que a alivia ou aumenta? Consegue dormir bem? A dor acorda-o durante a noite?
  - Tempo e evolução: Lembra-se de como começou, desde quando, se começou de forma abrupta ou gradual, se é contínua ou intermitente, se já teve este tipo de dor antes, se é frequente?
  - Qualidade: Como descreveria a dor - é aguda, surda, ardente, opressiva?
  - Tipos de dor:
    - Para Fisiologia:
      - Dor nociceptiva: resulta de uma lesão somática ou visceral. Exemplos: ativação de nociceptores na pele, nos ossos e nos tecidos moles.
      - Dor neuropática: Resultado de uma lesão ou doença do sistema nervoso. Caracteriza-se por alodinia. Exemplos: nevralgia do trigémeo, dor do membro fantasma.
    - Por localização:
      - Localizada: relação direta com o estímulo, responde a medicamentos anti-inflamatórios.
      - Irradiado: Estende-se ao longo de um nervo.
      - Referida: Sentida numa região que não é a da origem da dor.

- Por tempo de evolução:
  - Aguda: Resultado imediato da ativação do sistema nociceptivo devido a danos nos tecidos.
  - Crónica: Persistente, não funciona como um sinal de alerta e pode estar associada a sintomas psicológicos.
- Qualidades da dor
  - Aguda: dor pleural.
  - Taladrant: Periodontite.
  - Opressivo: Angina de peito.
  - Choque elétrico: nevralgia do trigémeo.
  - Queimadura: telhas.
  - Ligeira mas contínua: Cancro.
  - Peso: Dores de cabeça devidas à hipertensão.
  - Cólicas: cólicas intestinais ou biliares.
  - Puncturas: Tabes dorsal.
  - Batimento cardíaco: Pulpite.

5.1. Escalas e questionários de avaliação da dor.

- Escalas unidimensionais para medir a intensidade da dor (14):

- Escala Visual Analógica (EVA): A Escala Visual Analógica (EVA) mede a intensidade da dor utilizando uma linha horizontal de 10 centímetros. A extremidade esquerda indica ausência de dor e a extremidade direita indica dor máxima. Pede-se ao doente que marque um ponto na linha de acordo com a sua dor, e essa marca é medida em centímetros ou milímetros. A intensidade é classificada como ligeira até 4 cm, moderada entre 5 e 7 cm e grave se for superior a 7 cm.

Escala visual analógica (EVA)

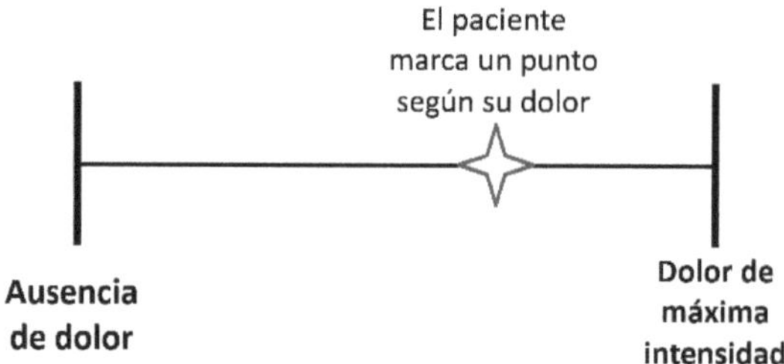

Figura 4: Escala visual analógica (14).

- Escala Verbal Numérica (EN): O doente seleciona o número que melhor avalia a intensidade do seu sintoma. É a escala mais simples e mais comummente utilizada. A ENV é uma escala numerada de 0 (sem dor) a 10 (intensidade máxima da dor).

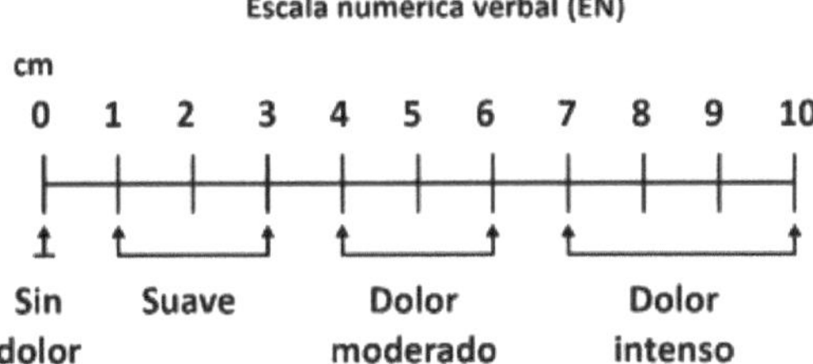

Figura 5: Escala numérica verbal (14).

- Escala categórica verbal (EG): A EG é utilizada quando o doente não consegue quantificar os sintomas com outras escalas. Exprime a intensidade dos sintomas em categorias, o que é mais simples. É feita uma associação entre as categorias e um equivalente numérico.

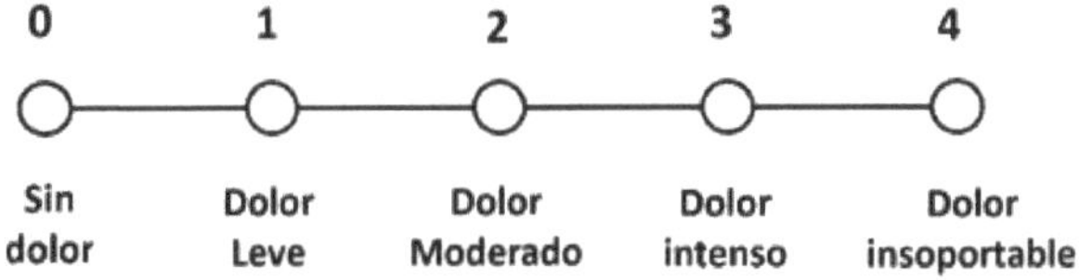

Figura 6: Escala verbal categórica (14).

- Escala de Dor Facial: A Escala de Dor Facial de Wong e Baker, também conhecida como escala de dor facial, é utilizada principalmente em crianças. Apresenta uma série de rostos com expressões que vão da alegria ao choro, cada um associado a um número de 0 (sem dor) a 6 (dor máxima). O doente seleciona a face que melhor representa a intensidade da sua dor nesse momento.

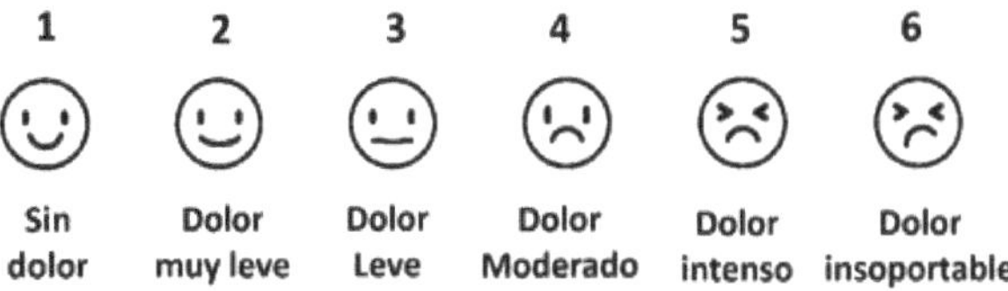

Figura 7: Escala de dor facial (14).

A análise cuidadosa da informação fornecida pelo doente sobre a sua dor é essencial para orientar o diagnóstico e planear o tratamento adequado, considerando também os aspectos psicossociais que podem influenciar a sua experiência de dor (13).

- Escalas multidimensionais de medição da dor:

As escalas multidimensionais da dor são instrumentos que permitem avaliar diferentes aspectos da dor de uma forma abrangente. Algumas das mais utilizadas são aqui apresentadas (15).

ESCALAS MULTIDIMENSIONAIS DE DOR	
Questionário de dor McGill (MPQ)	Trata-se de uma ferramenta amplamente utilizada que examina as dimensões sensoriais e afectivas da dor. Os doentes recebem uma lista de adjectivos agrupados em 20 subclasses, sendo-lhes pedido que seleccionem um adjetivo de cada subclasse que melhor descreva a sua experiência de dor. Cada adjetivo está associado a uma pontuação específica. Este questionário é útil para distinguir os diferentes tipos de dor e foi adaptado ao espanhol.
O Questionário Espanhol da Dor (CDE)	Destina-se à população em geral com dor aguda ou crónica. É auto-administrado e aborda várias dimensões da dor, como a sensorial, a afectiva e a avaliativa.
O Questionário de Enfrentamento da Dor Crónica (CAD)	Trata-se de um instrumento que avalia a forma como as pessoas lidam com a dor crónica. É composto por 31 itens distribuídos por 6 subescalas e destina-se a indivíduos que sofrem de dor há mais de 6 meses.
O Questionário DN4	É uma ferramenta de diagnóstico da dor neuropática que consiste em sete itens relacionados com os sintomas e três itens de exame clínico. Uma pontuação total de 4/10 ou superior sugere a presença de dor neuropática. Este questionário foi validado em espanhol e noutras línguas.

Inventário multidimensional da dor de West Haven-Yale (WHYMPI)	É um instrumento abrangente, composto por 52 itens agrupados em 12 escalas. Avalia várias áreas, incluindo a intensidade da dor, a interferência na vida quotidiana do doente, a perceção de apoio e os estados de humor negativos.
O teste Lattinen	É um instrumento utilizado nas Unidades de Dor para avaliar diferentes aspectos do estado do doente. É fácil de utilizar e foi recentemente validado.
O Inventário Breve da Dor (Brief Pain Inventory)	Foi originalmente desenvolvido para avaliar a dor oncológica. É utilizado tanto em contextos clínicos como de investigação para avaliar a intensidade e o impacto da dor e os efeitos do tratamento analgésico. Existem versões longas e curtas, ambas validadas em espanhol.
A Escala de Dor LANSS e o Questionário de Dor Neuropática (NPQ)	São ferramentas específicas para distinguir entre dor neuropática e não neuropática.
DETECTAR a dor	É auto-administrado e também ajuda nesta diferenciação.

Tabela 1. Escalas multidimensionais de medição da dor (15).

Segue-se uma ficha de observação pormenorizada que nos permite compreender melhor a dor sentida pelo doente. Esta ferramenta ajudar-nos-á a avaliar a intensidade, a duração e as caraterísticas da dor, bem como a identificar possíveis factores desencadeantes e de alívio, proporcionando uma base sólida para um diagnóstico e tratamento eficazes.

Fecha: Nombre: Edad:

Origen del dolor

Mapa corporal:

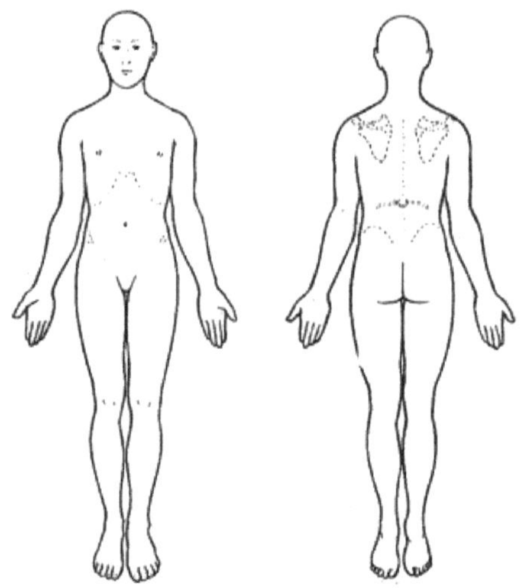

Respiratorio   Neurológico   Cardiaco

Osteoarticular   Vascular   Muscular

Otro

Evaluación del dolor

El paciente siente dolor:

Localizado   Irradiado   Referido

Tiempo de evolución: Agudo   Crónico

Cualidades del dolor:

Punzante ☐ Taladrante ☐ Opresivo ☐ Descarga eléctirca ☐

Quemante ☐ Leve pero continuo ☐ Pesadez ☐

Colico ☐ Pinchazos ☐ Latidos ☐

Medicamento

Analgésico: Dosificación: Hora de toma:

Tiempo que lleva administrándose:

Evaluación del dolor

¿Hace cuanto presenta dolor?:

El dolor ha:

Desaparecido ☐ Disminuido ☐ Aumentado ☐ Se mantiene igual ☐

¿El dolor ha cambiado de localización?:

¿Dónde dolía anteriormente y donde se localiza actualmente?

¿Cuá es la intensidad del dolor?.

Escala numérica verbal (EN)

0 1 2 3 4 5 6 7 8 9 10

1	2	3	4	5	6
Sin dolor	Dolor muy leve	Dolor Leve	Dolor Moderado	Dolor Intenso	Dolor insoportable

¿Normalmente a qué hora comienza y termina el dolor?:

¿Qué está haciendo cuando comienza el dolor?:

¿Cómo es du dolor durante el día?:

Aumenta Disminuye ☐ Continuo ☐ Intermitente ☐ Pasajero ☐

¿Qué hace para reducir el dolor?:

Usualmente, ¿logra minimizar su dolor?:

Nunca ☐ Pocas veces ☐ Ocasionalmente ☐ Casi siempre ☐ Siempre ☐

¿Considera que el dolor va a desaparecer por completo? Explique por qué:

Qué expectativas tiene con el tratamiento fisioterapéutico:

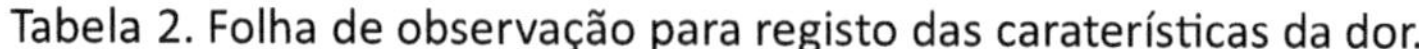

Tabela 2. Folha de observação para registo das caraterísticas da dor.

6. <u>Diagnóstico em fisioterapia</u>

Sahrmann, em 1988, define o diagnóstico fisioterapêutico como "o termo para as disfunções essenciais, que são o objeto do tratamento do fisioterapeuta. O fisioterapeuta identifica as disfunções com base na história da doença, nos sinais, sintomas, exames e testes que ele próprio efectua ou solicita". Segundo Heerkens, o diagnóstico fisioterapêutico é "a opinião profissional de um fisioterapeuta sobre o estado de saúde de um doente, tendo em conta o processo patológico subjacente e baseando-se em informações de base, dados da história, dados de exames físicos e médicos complementares e dados psicossociais". O Comité Permanente da União Europeia de Fisioterapia (1996) define o diagnóstico fisioterapêutico como "o diagnóstico estabelecido pelo fisioterapeuta que lhe fornecerá as indicações nas quais basear o seu programa de intervenção e as suas modalidades de aplicação" (16).

O diagnóstico fisioterapêutico não deve competir com o diagnóstico médico. A função do diagnóstico é dar sentido a um conjunto de sinais e sintomas. O médico recolhe parâmetros abstractos, geralmente traduzidos em números, centrando-se nas perturbações biológicas e fazendo um diagnóstico que descreve os problemas do paciente, alguns dos quais não são da competência da fisioterapia. O fisioterapeuta investiga parâmetros visíveis e concretos da atividade funcional, que normalmente podem ser medidos (16).

6.1. Estrutura do diagnóstico fisioterapêutico

Qualquer diagnóstico deve obedecer a uma estrutura específica. Os elementos que a compõem são os seguintes (17):

- Problemas: Definidos como a resposta de toda a pessoa ou grupo a uma mudança no seu estado ou situação de saúde.
- Causas: Indicam a raiz do problema. Constituem o eixo central do programa de fisioterapia a partir do qual o fisioterapeuta orientará o seu plano de ação.
- Manifestações: Sintomas e sinais que podem ser observados e avaliados.
- Sintomas: Manifestações subjectivas do problema expressas verbalmente ou não verbalmente, através de comportamentos como a angústia, a apatia, a tristeza.

- Sinais: Manifestações objectivas e mensuráveis da presença de um problema, como a limitação da amplitude articular, a atrofia muscular, etc.

O desenvolvimento do diagnóstico fisioterapêutico segue esta sequência (17):

- Recolher um conjunto de sinais elementares por palpação e exame físico.
- Selecionar um núcleo de reflexão, o elemento patognomónico.
- Estabelecer mentalmente uma lista de possíveis causas através de uma entrevista exaustiva com o doente.
- Filtrar a lista de causas.
- Selecionar o diagnóstico possível.
- Selecionar os objectivos e as técnicas necessárias.

6.2. Qualidade aplicada ao diagnóstico fisioterapêutico

A investigação de qualidade baseia-se em três pontos importantes (16):

- Objetividade: Recomenda-se uma descrição exacta dos sinais e sintomas.
- Homogeneidade: Em casos semelhantes, a estratégia terapêutica será semelhante, modificada apenas com base em caraterísticas objectivas, se possível medidas, que distinguem um doente de outro. Os procedimentos fisioterapêuticos devem ser analisados, tendo-se demonstrado que a formação prática é mais importante do que a formação médica para minimizar a variabilidade inter-observadores.
- Fiabilidade: Diferentes profissionais, com o mesmo aparelho de medição, no mesmo doente e na mesma fase de evolução, devem obter valores semelhantes. Se a diferença for excessiva, é essencial estabelecer padrões e comparar os resultados.

6.3. Ferramentas de diagnóstico

As ferramentas de diagnóstico em fisioterapia dividem-se em três categorias. Na primeira categoria, encontramos os objectivos, que são as metas para as quais o tratamento é dirigido. Representam os resultados esperados que o fisioterapeuta e o paciente esperam alcançar no final do processo terapêutico. Na segunda categoria, os critérios são os pontos de referência que permitem a inclusão ou a exclusão de uma classe de pacientes. Estes critérios enunciam ou julgam a situação do paciente e devem ser considerados como instrumentos de precisão que permitem verificar as hipóteses formuladas com base no diagnóstico. A disposição dos critérios sugere uma organização lógica do tratamento, facilitando assim uma estrutura clara e eficaz para responder às necessidades do doente. Na terceira categoria, os indicadores são elementos individualizados que, em conjunto, podem constituir um critério. Um indicador refere-se a um único critério, fornecendo uma medida ou sinal específico que é utilizado para avaliar o estado do doente. No entanto, um critério pode englobar vários indicadores, integrando múltiplos aspectos para fornecer uma visão mais completa e detalhada do estado de saúde do paciente. Esta integração permite ao fisioterapeuta monitorizar com precisão e ajustar o tratamento conforme necessário (17).

6.4. Problemas e plano de ação

Em fisioterapia, uma vez conhecida a patologia através do diagnóstico, o fisioterapeuta pode avaliar as incapacidades do paciente, identificar o problema e estabelecer um plano de ação. Para planear o tratamento, após a avaliação, o fisioterapeuta elabora uma lista dos fenómenos a explicar, ou seja, os problemas, define as metas a atingir, denominadas objectivos, e fixa um prazo para a sua realização. O método de planeamento proposto engloba várias funções. Em primeiro lugar, os problemas de saúde devem ser identificados e classificados por ordem de prioridade. Em seguida, são concebidos e aplicados programas para dar resposta a esses problemas. Por último, avalia-se o impacto na saúde. As caraterísticas de todo o planeamento são, nomeadamente, o facto de ser orientado para o futuro, o que significa que existe uma relação causal entre as acções empreendidas e os resultados obtidos. Além disso, o processo é contínuo e dinâmico, o que significa que está constantemente a mudar e a adaptar-se à medida que o tratamento é desenvolvido e a evolução do doente é observada (16).

7. <u>Funcionalidade, deficiência e saúde</u>

7.1. Classificação Internacional de Deficiências, Incapacidades e Desvantagens (ICIDH).

A Classificação Internacional de Deficiências, Incapacidades e Desvantagens (ICIDH) foi publicada em 1980 pela OMS para categorizar as consequências das doenças e o seu impacto na vida de um indivíduo. Esta classificação destinava-se a fornecer um quadro concetual para a informação relacionada com as consequências a longo prazo das doenças, lesões e outras perturbações. A ICIDH introduziu os conceitos de (18):

- Deficiência: "Qualquer perda ou anomalia de uma estrutura ou função psicológica, fisiológica ou anatómica". Existe uma manifestação clínica localizável e exploratória, acessível através do exame físico.
- Deficiência: "Qualquer restrição ou ausência (devido a uma deficiência) da capacidade de realizar uma atividade da forma ou dentro dos limites considerados normais para um ser humano".
- Deficiência: "Uma desvantagem para um indivíduo, resultante de uma deficiência ou incapacidade, que limita ou impede o desempenho de um papel que é normal para esse indivíduo (dependendo da idade, sexo, factores sociais e culturais)".

Esta classificação foi utilizada para avaliar o estado dos doentes em centros de reabilitação, instituições de convalescença e lares de idosos, facilitando a comunicação entre os diferentes tipos de profissionais de saúde e a coordenação dos diferentes tipos de cuidados.

- Nas unidades de saúde, o ICIDH prestou assistência (18):
  - Determinar o número e as caraterísticas do pessoal necessário.
  - Verificar os tipos de baixa por doença.
  - Analisar a forma como os serviços de cuidados são utilizados.
  - Fornecer uma base científica com instrumentos estatísticos e indicadores eficazes para compreender melhor a população com deficiência.
  - Determinar as necessidades das pessoas com deficiências e incapacidades, identificar situações incapacitantes no ambiente social e físico.

- Formular decisões políticas para melhorar a vida quotidiana, incluindo mudanças no ambiente físico e social.

7.2. Classificação Internacional de Funcionalidade de Incapacidade e Saúde - CIF.

A ICIDH foi revista e substituída pela ICIDH-2 na 54.ª Assembleia Mundial da Saúde, em 2001 (com efeitos a partir de 2003), e passou a designar-se Classificação Internacional de Funcionalidade, Incapacidade e Saúde (CIF). Esta alteração reflectiu uma abordagem mais positiva, minimizando a marginalização e a estigmatização ao incorporar o conceito de funcionalidade (18, 19).

A CIF procura fornecer uma linguagem normalizada, fiável e aplicável em todas as culturas para descrever a funcionalidade e a deficiência humanas como elementos importantes da saúde, utilizando uma linguagem positiva e uma visão universal da deficiência. Esta ferramenta tem um valor inestimável porque fornece os elementos necessários para modelar e estudar diferentes aspectos da funcionalidade e da deficiência. A CIF, sendo uma classificação da saúde, pressupõe a presença de um estado de saúde de qualquer tipo, englobando todos os aspectos da saúde e algumas componentes do bem-estar relevantes para a saúde. Este documento fornece um esquema de codificação sistematizado para aplicação em vários sistemas de informação sobre saúde, uma base científica para o estudo e a compreensão da saúde, dos níveis de funcionalidade e da incapacidade, bem como uma linguagem comum com definições precisas que permitem a comparação de informações e facilitam a comunicação entre diferentes disciplinas profissionais e áreas do conhecimento (18, 19).

- Objectivos da IPC (20):
  - Fornecer uma base científica para o estudo da saúde e das condições relacionadas, e para a compreensão dos seus resultados e determinantes.
  - Estabelecer uma linguagem comum para descrever a saúde e as condições relacionadas, melhorando a comunicação entre os profissionais de saúde, os investigadores, os responsáveis pelas políticas de saúde e a população em geral, incluindo as pessoas com deficiência.

- Permitir a comparação de dados entre países, disciplinas de saúde, serviços e diferentes momentos no tempo.
- Fornecer um sistema de codificação sistematizado para ser aplicado em sistemas de informação sobre saúde.

A CIF foi aceite como uma das classificações sociais das Nações Unidas e incorpora as Regras Padrão para a Igualdade de Oportunidades para Pessoas com Deficiência. Fornece um quadro concetual aplicável aos cuidados de saúde pessoais, incluindo a prevenção, a promoção da saúde e o reforço da participação, a remoção de barreiras sociais e a promoção do desenvolvimento de apoios e facilitadores sociais. A CIF classifica os défices resultantes de um problema de saúde, independentemente das capacidades individuais. Inclui domínios e categorias de saúde que podem não ser relevantes para o contexto real do indivíduo ou para as necessidades do avaliador. Não aborda factores pessoais essenciais na avaliação funcional, pelo que deve ser utilizada de forma holística e com objectivos claros, e não como um instrumento abrangente (20, 21).

- Factores pessoais: Estes factores incluem a idade, a raça, o sexo, a aptidão física, a personalidade, a educação, o comportamento e as estratégias de sobrevivência. Embora possam não fazer parte de um problema de saúde, constituem o contexto de vida do indivíduo. Estes factores são essenciais para que os fisioterapeutas e as equipas de reabilitação atinjam os seus objectivos, mas também podem constituir obstáculos ao processo de reabilitação.

- Organização da informação: A CIF agrupa sistematicamente os domínios de uma pessoa em função do seu estado de saúde, descrevendo o que uma pessoa com uma perturbação ou doença pode fazer. A funcionalidade é entendida globalmente, abrangendo as funções corporais, as actividades e a participação. A deficiência inclui incapacidades, limitações de atividade e restrições de participação, com factores contextuais que interagem para particularizar a condição de deficiência.

- Estrutura da CIF: A CIF organiza a informação em duas partes: Funcionalidade e Incapacidade e Factores Contextuais. Cada parte tem dois componentes, e cada componente contém vários domínios e categorias como unidades de classificação (20):

- Componentes da funcionalidade e da incapacidade:
    - Corpo: Inclui duas classificações, uma para as funções do sistema corporal (mental, sensorial, dor, voz e fala, cardiovascular, hematológica, imunológica, digestiva, metabólica, endócrina, respiratória, geniturinária, reprodutiva, neuromusculo-esquelética e relacionada com o movimento, funções da pele e estruturas relacionadas) e outra para as estruturas do corpo (partes anatómicas como órgãos, membros e seus componentes).
    - Actividades e participação: Abrange a gama de domínios relacionados com o funcionamento de uma perspetiva individual (aprendizagem, aplicação de conhecimentos, comunicação, mobilidade, cuidados pessoais) e social (participação na sociedade, inclusão, etc.). As limitações de atividade são dificuldades na realização de várias actividades, e as restrições de participação são problemas no envolvimento em situações da vida.
- Componentes dos factores contextuais:
    - Factores ambientais: Estes factores afectam todas as componentes da funcionalidade e da deficiência, organizados desde o ambiente imediato até ao ambiente mais vasto. Incluem produtos e tecnologia, ambiente natural e alterações resultantes da atividade humana, apoio e relações, atitudes, serviços, sistemas e políticas.
    - Factores pessoais: são os antecedentes específicos da vida e do estilo de vida de um indivíduo, incluindo caraterísticas não relacionadas com um problema de saúde (sexo, raça, outro estado de saúde, aptidão física, estilos de vida, hábitos, estilos de adaptação, contexto social, educação, ocupação, experiências passadas e actuais, padrões de comportamento e personalidade). Estes factores, devido à sua grande variabilidade social e cultural, não estão atualmente classificados na CIF.

A CIF organiza e classifica sistematicamente os domínios da saúde e da deficiência, estabelecendo relações e interações entre os diferentes componentes da saúde e da funcionalidade. Embora constitua um quadro concetual importante, não abrange todas as dimensões do desenvolvimento humano nem o vasto espetro de capacidades que um indivíduo pode desenvolver. A adaptação à deficiência depende das experiências anteriores e da interpretação pessoal dos acontecimentos da vida, o que determina o impacto psicossocial e o grau efetivo de deficiência.

7.3. Considerações especiais na avaliação da capacidade funcional.

A avaliação funcional é um processo que envolve a recolha e análise de informação obtida através da avaliação, a identificação de problemas e necessidades dos utilizadores e a aplicação de instrumentos para verificar hipóteses e emitir um diagnóstico funcional, prognóstico e tomada de decisão. Este processo centra-se na medição das capacidades do indivíduo para realizar actividades funcionais, entendidas como tarefas que constituem um desempenho normal e autónomo, tendo em conta as exigências do ambiente e da sociedade. Detecta não só as dificuldades do indivíduo, mas também as suas possibilidades e potencialidades para desenvolver novas competências, considerando a interação de factores pessoais e ambientais. O prognóstico funcional depende do julgamento clínico obtido através da avaliação, mas também das variáveis contextuais que afectam a vida diária do indivíduo. A avaliação funcional deve ser abrangente, contínua e dinâmica, facilitando a tomada de decisões corretas. Esta avaliação inclui aspectos físicos, mentais, emocionais e sociais, e requer instrumentos que abranjam múltiplas dimensões da funcionalidade. A incapacidade manifesta-se quando o desempenho de um indivíduo não corresponde às expectativas sociais, influenciado por deficiências nas funções corporais ou barreiras sociais. A escolha dos instrumentos de avaliação depende da clareza do avaliador sobre as informações necessárias, considerando que as actividades funcionais são também um conceito referencial para o utente, que identifica as actividades essenciais para o seu bem-estar. A avaliação funcional deve fornecer informação para a tomada de decisões, planeamento de objectivos, comunicação interdisciplinar e otimização da intervenção terapêutica, garantindo a segurança e eficácia do processo. A competência do avaliador é crucial para organizar, analisar e relacionar a informação obtida, selecionando os instrumentos adequados de acordo com os objectivos e condições do indivíduo (20, 21).

7.4. Escalas de avaliação da capacidade funcional.

O processo de avaliação da capacidade funcional envolve a consideração de múltiplos aspectos do indivíduo e do seu ambiente. São utilizados vários métodos para recolher informações, como a observação, as entrevistas, a autoavaliação, os inquéritos e a aplicação de instrumentos normalizados ou não normalizados. A seleção dos instrumentos baseia-se na interpretação da informação obtida e deve ser coerente com os objectivos da avaliação (22).

O objetivo da aplicação destes instrumentos é medir a capacidade de realizar actividades de forma independente, embora nem sempre reflictam com precisão todas as capacidades e limitações do indivíduo. É importante diferenciar os factores que podem causar deficiências e incapacidades, identificar os principais problemas e estabelecer a relação entre eles. Ao escolher um instrumento, deve ter-se em conta o objetivo da avaliação, as caraterísticas da população ou do utilizador e o ambiente em que a avaliação se realiza. É igualmente importante conhecer as propriedades psicométricas dos instrumentos, a sua sensibilidade para detetar alterações significativas e a sua especificidade para serem clínica ou cientificamente úteis. Existem vários instrumentos de avaliação da capacidade funcional, classificados de acordo com as actividades da vida diária, as actividades instrumentais da vida diária e as actividades avançadas para uma vida social satisfatória. Alguns dos instrumentos mais utilizados são o Índice de Katz e a Escala de Barthel, para avaliar as actividades básicas da vida diária, e a Escala de Lawton e Brody, para as actividades instrumentais. Também são utilizados testes baseados no desempenho, como a Escala de Tinetti, para avaliar o equilíbrio e a marcha. Estes testes não se destinam a classificar as limitações em actividades pré-especificadas, mas a identificar o que o indivíduo pode realizar numa situação específica (22).

A avaliação da capacidade funcional é abrangente e multidimensional, exigindo muitas vezes a aplicação de vários instrumentos, consoante as necessidades de informação. Nenhum instrumento único aborda completamente todos os aspectos do funcionamento humano ou do perfil do indivíduo. As escalas de avaliação da capacidade funcional são apresentadas a seguir.

Para as actividades básicas da vida diária (ABVD), encontramos

- O Índice de Katz: Esta escala foi desenvolvida para avaliar doentes com AVC, idosos e esclerose múltipla. É uma ferramenta utilizada para avaliar a capacidade funcional de uma pessoa em seis áreas de actividades básicas da vida diária. A pontuação é atribuída da seguinte forma (23, 24):
  - Independente: 1 ponto
  - Dependente: 0 ponto

ÍNDICE KATZ		Pontos
Banho	Independente: Toma banho sozinho ou precisa de ajuda para lavar uma área, como as costas, ou um membro deficiente.	1
	Dependente: Requer assistência para lavar mais do que uma área, para entrar ou sair da banheira, ou não consegue tomar banho sozinho.	0
Vestido	Independente: Tirar a roupa das gavetas e dos armários, vesti-la e abotoá-la. Está excluído o ato de atar os sapatos.	1
	Dependente: Não se veste sozinho ou fica parcialmente despido.	0
Utilização da casa de banho	Independente: Vai à casa de banho sozinho, lava a sua própria roupa e limpa-se sozinho.	1
	Dependente: Necessita de ajuda para ir à casa de banho.	0
Transferências	Independente: Consegue levantar-se e deitar-se na cama sozinho, e consegue levantar-se de uma cadeira sozinho.	1
	Dependente: Necessita de ajuda para se levantar e deitar na cama ou cadeira. Não efectua um ou mais movimentos.	0
Continência	Independente: Controlo total da micção e da defecação.	1
	Dependente: Incontinência parcial ou total de micção ou defecação.	0
Alimentação	Independente: Levar os alimentos à boca a partir do prato ou equivalente (exclui-se o corte de carne).	1
	Dependente: Necessita de assistência para comer, não come de todo ou necessita de alimentação parentérica.	0

Pontuação:

A. Independente na alimentação, continência, transferências, utilização da casa de banho, vestir-se e tomar banho.

B. Independente em todas as áreas exceto uma (casa de banho).
C. Independente em todas as funções, exceto na casa de banho e numa outra.
D. Independente em todas as funções, exceto tomar banho, vestir-se e uma outra função.
E. Independente em todas as funções, exceto tomar banho, vestir-se, usar a casa de banho e uma outra função.
F. Independente em todas as funções, exceto tomar banho, vestir-se, usar a casa de banho, fazer transferências e outras funções.
G. Dependente em todas as funções
H. Dependente em pelo menos duas funções, mas não classificável como C, D, E ou F.

Tabela 3: Pontuação do índice de Katz (23,24).

- O Índice de Barthel: É uma das escalas mais utilizadas atualmente. Utiliza uma escala de classificação para avaliar a capacidade funcional nas actividades da vida diária. Cada atividade é pontuada de acordo com o grau de independência do indivíduo nessa tarefa, com uma pontuação máxima de 100. A atribuição de pontos a cada atividade é apresentada a seguir (23, 25):

	ÍNDICE DE BARTHEL	Pontos
Alimentação	Totalmente independente	10
	Precisa de ajuda para cortar a carne, o pão, etc.	5
	Dependente	0
Banho	Independente. Entrar e sair da casa de banho sozinho	10
	Necessita de supervisão ou assistência mínima	5
	Dependente	0
Vestido	Independente. Capaz de vestir e despir a sua própria roupa, abotoar, atar sapatos, etc.	10
	Necessidade de assistência	5
	Dependente	0
Organizar	Independente para lavar as mãos, pentear o cabelo, fazer a barba, maquilhagem, etc.	10
	Supervisão ou assistência para fazer a barba, maquilhagem ou penteado, independente para o resto	5
	Dependente	0
Deposição	Continente	10

	Ocasionalmente, um episódio de incontinência ou necessidade de ajuda para administrar supositórios ou clisteres incontinentes	5
	Incontinente	0
Urinar	Continente ou está em condições de tratar do tubo	10
	Ocasionalmente, no máximo um episódio de incontinência em 24 horas, precisa de ajuda para cuidar do cateter	5
	Incontinente	0
Utilização da casa de banho	Independente para ir à casa de banho, vestir-se e despir-se	10
	Precisa de ajuda para ir à casa de banho, mas limpa-se a si próprio	5
	Dependente	0
Poltrona / cama de transferência	Independente para transferências	10
	Assistência física ou supervisão mínimas	5
	Dependente	0
Deambulação	Independente. Caminhar apenas 50 metros.	10
	Necessita de assistência física ou supervisão para caminhar 50 metros	5
	Dependente	0
Passos	Subir e descer escadas de forma autónoma	10
	Necessita de assistência física ou supervisão	5
	Dependente	0

Pontuação:
- Total Dependente (menos de 20 pontos)
- Dependência grave (20 - 35 pontos)
- Dependência moderada (40 - 55 pontos)
- Dependência ligeira (igual ou superior a 60 pontos)
- Independência (100 pontos).

Tabela 4: Pontuação do índice de Barthel (23, 25).

- Lawton e Brody: Outro instrumento utilizado para avaliar a capacidade funcional nas actividades da vida diária. Ao contrário do Índice de Barthel, que se centra em actividades básicas como a higiene e a alimentação, a escala de Lawton e Brody centra-se em actividades instrumentais mais complexas que são necessárias para uma vida independente na comunidade (23,26).

LAWTON E BRODY		Pontos
A. Capacidade de utilizar o telefone	1. utiliza o telefone por iniciativa própria, procura e marca números, etc.	1
	2. marcar alguns números conhecidos	1
	3. Atende o telefone, mas não marca	1
	4. Não utiliza o telemóvel de todo	0
B. Compras	1. efetuar todas as compras necessárias de forma independente.	1
	2. Comprar pequenas coisas de forma autónoma	1
	3. precisa de uma empresa para efetuar qualquer compra	0
	4. Completamente incapaz de ir às compras	0
C. Preparação dos alimentos	1. planifica, prepara e serve os alimentos de forma adequada e autónoma.	1
	2. Prepara as refeições certas se lhe forem dados os ingredientes certos.	1
	3. Aquece, serve e prepara refeições ou prepara refeições, mas não mantém uma dieta adequada.	0
	4. Necessita que lhe sejam preparados e servidos alimentos	0
D. Cuidados com a casa	1. cuida da casa sozinho ou com ajuda ocasional (por exemplo, trabalho duro).	1
	2) Efectua tarefas domésticas ligeiras, tais como lavar a louça, fazer a cama, etc.	1
	3. Efectua tarefas domésticas ligeiras, mas não consegue manter um nível de limpeza aceitável.	0
	4. Necessita de ajuda em todas as tarefas domésticas	0
	5. Não participa em nenhuma tarefa doméstica	0
E. Lavandaria	1) Lavar completamente a roupa pessoal.	1
	2. Lavar a roupa pequena, as meias, etc.	1
	3. precisa de outra pessoa para lavar a roupa.	0
F. Meios de transporte	1) Viaja de forma autónoma em transportes ou conduz o seu próprio automóvel	1
	2. Capacidade para organizar o transporte em táxis, mas não noutros meios de transporte	1
	3) Viaja em transportes públicos se for acompanhado por outra pessoa.	1
	4. Só viajar de táxi ou de carro com a ajuda de outras pessoas.	0

	5. Não viaja de todo	0
G. Responsabilida de pela medicação	1. É responsável pela utilização dos medicamentos nas doses e horários prescritos.	1
	2. toma a medicação de forma responsável se esta for preparada em doses separadas.	0
	3. não é capaz de assumir a responsabilidade pela sua própria medicação.	0
H. Capacidade de utilizar dinheiro	1. trata das questões financeiras de forma autónoma (faz orçamentos, passa cheques e facturas, vai ao banco) 1 recolhe e conhece os seus rendimentos	1
	2. gere as despesas do dia a dia, mas precisa de ajuda para ir ao banco e fazer grandes despesas.	1
	3. Incapacidade de lidar com dinheiro	0

Quadro 5: Avaliação instrumental de Lawton e Brody (23).

- Escala de Incapacidade Física da Cruz Vermelha: A Escala de Incapacidade Física da Cruz Vermelha, desenvolvida neste hospital de Madrid, foi publicada alguns anos depois das anteriores. Foi inicialmente concebida para a avaliação de doentes crónicos atendidos no domicílio e a sua utilização foi posteriormente alargada aos diferentes níveis hospitalares dos serviços de geriatria. É a primeira escala espanhola e provavelmente a mais utilizada no país, principalmente em unidades geriátricas e lares de idosos. Tem uma literatura abundante e é muito fácil de aplicar. Avalia: as actividades da vida diária, a assistência estatal para a deambulação, o nível de restrição da mobilidade e a continência esfincteriana. Quantifica a incapacidade do doente em números inteiros, de 0 (independente) a 5 (dependência máxima). Tem baixa reprodutibilidade interobservador e correlaciona-se bem com os índices de Katz e Barthel. As suas principais limitações são a subjetividade na interpretação de cada grau, principalmente nos graus intermédios (27).

As escalas das Actividades Instrumentais da Vida Diária (AIVD) são utilizadas para avaliar o grau de adaptação do doente ao ambiente e a sua capacidade de manter a independência não só em casa, mas também na comunidade. As AIVD dependem da capacidade física e também, em grande medida, do ambiente afetivo, cognitivo e até social. Por conseguinte, os itens que avaliam as AIVD não são culturalmente neutros.

Um exemplo disso é o facto de em Inglaterra se incluir entre elas "fazer uma chávena de chá", o que faria pouco sentido em Espanha, tanto para as mulheres como para os homens. Por este motivo, existem versões das escalas que incluem adaptações.

- Escala Rápida de Avaliação da Incapacidade Modificada (RDRS-2): Utilizada na avaliação de doentes com demência. Avalia a capacidade funcional e cognitiva de uma forma bastante ampla e rápida. Trata-se de um questionário com 18 perguntas divididas em três secções. A primeira secção avalia oito actividades da vida diária, como comer, andar, vestir-se, transferir-se, capacidade de estar na cama e gerir a incontinência. A segunda secção mede aspectos como a mobilidade e a interação social, enquanto a terceira avalia comportamentos neuropsicológicos como a cooperação e a avaliação cognitiva. As pontuações variam entre 18 e 72 pontos; quanto mais elevada for a pontuação, maior é o grau de incapacidade (28).
- Questionário de Actividades Funcionais de Pfeiffer (FAQ): Desenvolvido para o rastreio da demência, avalia onze actividades funcionais (AIVD), incluindo gerir dinheiro, fazer compras, preparar refeições, acompanhar as notícias da comunidade, gerir a medicação ou viajar sozinho. Uma pontuação de 6 pontos ou mais indica um défice patológico nas AIVD devido a demência, incapacidade física, co-morbilidade ou outra causa. A avaliação pode ser realizada pelo próprio indivíduo, mas é preferível que seja feita por um familiar próximo, porque em indivíduos normais a fiabilidade é elevada, mas em pessoas com deficiência cognitiva, esta fiabilidade é reduzida (29).
- Escala de Actividades Instrumentais de Lawton e Brody: Esta escala avalia oito itens: utilização do telefone, compras, preparação de refeições, tarefas domésticas, utilização de transportes públicos, responsabilidade pela toma da medicação e capacidade de lidar com dinheiro. Tem uma boa validade concorrente com outras escalas IADL e serviu de modelo para outras escalas. Está disponível uma tradução não validada em espanhol (30).

Ao conceber ferramentas multidimensionais, procura-se uma abordagem mais abrangente e complexa, integrando capacidades como a marcha, o equilíbrio, o aspeto comunitário e factores mentais, para além das ABVD e AIBV.

- Escala de Tinetti: A Escala de Tinetti, também conhecida como Avaliação da Mobilidade Orientada para o Desempenho de Tinetti (POMA), é um instrumento utilizado para avaliar o equilíbrio e a marcha em adultos mais velhos. É constituída por duas secções principais: uma para o equilíbrio e outra para a marcha. A pontuação total ajuda a prever o risco de quedas (31):

Escala Tinetti			
Parte I: Equilíbrio		**Pontos**	**Data**
Equilíbrio sentado	Inclina-se ou desliza na cadeira	0	
	Firme e seguro	1	
Levantar	Incapaz sem assistência	0	
	Capacidade de utilizar os braços como ajuda	1	
	Capaz de se levantar com uma tentativa		
Equilíbrio imediato (5') ao levantar-se	Instável (oscilações, deslocação dos pés, oscilação acentuada do tronco)	0	
	Estável, mas usa andarilho, bengala, muletas ou outros dispositivos de apoio	1	
	Estável sem a utilização de uma bengala ou outros apoios		
Equilíbrio em pé	Instável	0	
	Estável com aumento da área de apoio (calcanhares afastados mais de 10 cm) ou utilizar um andarilho, andarilho ou outro apoio.	1	
	Base de apoio estreita sem qualquer apoio		
Empurrar	Tende a cair	0	
	Balança, segura-se, mas mantém-se firme	1	
Olhos fechados	Instável	0	
	Estável	1	
Giro de 360°	Etapas descontínuas	0	
	Passos contínuos	1	
	Instável (fica preso ou oscila)	0	
	Estável	1	
Sentado	Inseguro (avalia mal a distância, cai na cadeira)	0	
	Usa os braços ou não tem um movimento suave	1	
	Movimento seguro e suave		

Parte II março		Pontos	Data
Início da marcha	Hesita, hesita ou faz várias tentativas para começar	0	
	Não hesitante	1	
Comprimento e altura do degrau	O pé direito não ultrapassa o pé esquerdo com o passo na fase de balanço	0	
	O pé direito está totalmente levantado	1	
	O pé esquerdo não ultrapassa o pé direito com o passo na fase de balanço	0	
	O pé esquerdo ultrapassa o pé direito com o passo.	1	
	O pé esquerdo não sai completamente do chão com o passo na fase de balanço.	0	
	O pé esquerdo está totalmente levantado	1	
Simetria de inclinação	O comprimento do passo com o pé direito e esquerdo é diferente (estimado)	0	
	As etapas são iguais em comprimento	1	
Continuidade das etapas	Para ou há descontinuidade entre etapas	0	
	As etapas são contínuas	1	
Trajetória	Desvio acentuado	0	
	Desvio moderado ou médio ou utilização de ajudas	1	
	Direito sem recurso à ajuda		
Baú	Baloiço marcado ou utiliza ajudas	0	
	Não há balanço, mas há flexão dos joelhos, das costas ou extensão dos braços para fora.	1	
	Sem baloiçar ou dobrar, sem utilização de ajudas		
Postura de marcha	Saltos altos separados	0	
	Os calcanhares quase se tocam ao caminhar	1	

Tabela 6: Avaliação da estabilidade Teste de Tinetti (31).

- Medida de independência funcional (MIF): Uma das medidas mais proeminentes no domínio da recuperação é a medida de independência funcional (MIF), concebida para avaliar as alterações do nível operacional ao longo do tempo e as realizações do processo de recuperação, utilizando indicadores numéricos que reflectem o grau de dependência ou incapacidade em relação à quantidade e ao tipo de apoio de que o indivíduo necessita. É simples de utilizar, precisa e fiável, e pode ser utilizada por vários especialistas da equipa de recuperação (32).

Desde a sua criação, a MIF tem sido o instrumento mais utilizado e divulgado na literatura científica. Foi criada com a ideia de criar um índice global de incapacidade semelhante ao índice de Barthel, mas com maior sensibilidade e incluindo as alterações cognitivas e psicossociais que o índice de Barthel não contemplava nos doentes com lesão cerebral. Avalia 18 itens divididos em seis categorias: auto-cuidados, controlo de esfíncteres, mobilidade, locomoção, comunicação e cognição social, relativamente às actividades básicas e instrumentais da vida diária. Cada item pode ser avaliado em sete níveis, de 1 (assistência total) a 7 (independência total), com uma pontuação total que varia de 18 (mínimo) a 126 (máximo). Para utilização na população espanhola, está disponível uma versão traduzida e adaptada (33, 34).

Medida de independência funcional (FMI)	
	Nível
Autocuidado	
Alimentação	
Cuidados pessoais	
Banho	
Vestir a parte superior do corpo	
Vestir a parte inferior do corpo	
Sanita	
Controlo dos esfíncteres	
Controlo da bexiga	
Controlo do intestino	
Mobilidade, deslocalização	
Cama, cadeira, cadeira de rodas	
Casa de banho	
Banheira, duche	

Ambulação	
Cama / cadeira de rodas	
Escadas	
Comunicação	
Compressão	
Expressão	
Conhecimento social	
Interação social	
Resolução de problemas	
Memória	
Total	
Níveis da Medida de Independência Funcional (FMI)	
7 independência total 6 independência modificada	**Sem assistência**
Unidade modificada 5 controlo 4 presenças mínimas (sujeitas a 75%) 3 frequência moderada (disciplina 50%)	**Com assistência**
Dependência total 2 presenças máximas (disciplina 50%+) 1 presença total	

Tabela 7: Avaliação da independência funcional (FMI) (32, 33).

- O SF-36 é composto por 36 afirmações: É composto por afirmações baseadas no desempenho auto-avaliado que constituem oito escalas diferentes: capacidade física, integração social, desempenho de tarefas, bem-estar psicológico, vitalidade/fadiga, angústia e percepções gerais de saúde. As perguntas podem ter respostas nominais ou ordinais, sendo atribuída a cada resposta uma pontuação em cada escala. Estas pontuações são somadas e transformadas para obter uma percentagem; 100% representa uma saúde óptima. Este recurso tem sido utilizado em numerosos estudos que descrevem o estado de saúde e a aptidão física de utilizadores com várias limitações. Tem demonstrado uma elevada fiabilidade e validade (35).

- Outcomes and Assessment Information Set (OASIS): Foi concebido para recolher dados nos serviços de cuidados ao domicílio para adultos, a fim de determinar a qualidade dos cuidados e estabelecer resultados. A versão atual da OASIS (OASIS-B) inclui 79 afirmações que abordam aspectos sociais, ambientais, de apoio social, estado de saúde e funcionamento. Não é uma avaliação funcional em si, mas deve ser integrada no registo clínico para realçar vários aspectos da condição de um utente com necessidades específicas. A OASIS foi desenvolvida como parte de um programa de investigação, ao longo de mais de 10 anos. Tem sido testado no terreno através de projectos e demonstrações desde 1999 e é um requisito para os prestadores de cuidados domiciliários participarem no programa da Administração do Financiamento dos Cuidados de Saúde (36, 37).
- Inventário de Avaliação Pediátrica da Incapacidade (PEDI): Foi desenvolvido para avaliar a capacidade funcional de crianças com idades compreendidas entre os 6 meses e os 7,5 anos, incluindo as que têm deficiências físicas. Originalmente criado para a avaliação funcional de crianças pequenas, também pode ser utilizado para avaliar crianças mais velhas cujas capacidades funcionais estão abaixo do que é esperado para uma criança de 7,5 anos sem deficiência. Mede a capacidade e o desempenho de actividades funcionais em três áreas: cuidados pessoais, mobilidade e função social, através de três escalas: capacidades funcionais (197 itens), assistência do prestador de cuidados (20 itens) e necessidade de modificações (20 itens) (38).
- Escala de Rosow-Breslau: Amplamente utilizada no campo da geriatria, procura detetar limitações no desempenho de uma série de actividades da vida diária que podem estar associadas à dependência funcional. As actividades avaliadas são a capacidade de caminhar 800 metros sem ajuda e sem parar; a capacidade de subir e descer escadas sem ajuda; e a capacidade de realizar trabalhos em casa, como limpar paredes ou actividades de jardinagem (39).
- Escala de Nagi: Os itens desta escala são mais heterogéneos (levantar os braços acima da cabeça, manusear pequenos objectos, levantar pesos de cerca de 5 kg ou mais, dobrar-se, agachar-se, ajoelhar-se e estar de pé). Alguns estudos avaliaram especificamente as actividades funcionais avançadas da vida diária, incluindo actividades recreativas, desportivas ou culturais, como correr, nadar, fazer caminhadas desportivas, caçar e pescar (40).

Outras escalas específicas que podemos utilizar de acordo com as diferentes patologias são

Para a avaliação do AVC, encontrámos

- Escala de Rankin Modificada: Utilizada na prática clínica e avalia a incapacidade física após o AVC. É dividida em 7 níveis, de 0 (sem sintomas) a 6 (morte). É uma das escalas mais utilizadas, mas não está isenta de discrepâncias entre profissionais quando avaliam o mesmo doente. Para evitar esta variabilidade, recomenda-se a realização de uma entrevista estruturada (41,42).
- Frenchay Activities Index: Criado para ser utilizado em doentes com AVC para analisar as suas funções sociais e instrumentais da vida diária. Avalia a capacidade dos doentes para realizar actividades complexas relacionadas com a manutenção da casa, lazer, passatempos e interação social. É composto por 15 itens com uma pontuação de 1 a 4 para cada item. O seu valor global varia entre um mínimo de 15 (pessoa inativa) e um máximo de 60 pontos (pessoa muito ativa). É também considerada a frequência de cada atividade ou tarefa durante os últimos três a seis meses. Pode ser aplicado por um terapeuta ou pelo próprio doente num tempo estimado de 5 minutos (43).

Para a esclerose múltipla:

- Escala de Impacto da Esclerose Múltipla: Uma medida de auto-relato constituída por 29 itens agrupados em duas subescalas: 20 itens associados a uma escala física e 9 itens associados a uma escala psicológica. Os itens têm cinco opções de resposta, de 1 (nada) a 5 (extremamente). O intervalo de pontuação é de 0 a 100, em que 100 indica um maior impacto da doença na função diária (pior estado de saúde). A sua utilização é cada vez mais alargada e foi traduzida para mais de 20 línguas, incluindo o espanhol (44).
- Escala Expandida do Estado de Incapacidade: Trata-se de um procedimento amplamente utilizado, mas insuficientemente válido e fiável, para a avaliação funcional da esclerose múltipla, que fornece uma pontuação total numa escala de 0 a 10. Fornece uma pontuação total numa escala que varia de 0 a 10. Os primeiros níveis, 1,0 a 4,5, referem-se a pessoas com um elevado grau de capacidade de deambulação, enquanto os níveis 5,0 a 9,5 se referem à perda de

capacidade de deambulação. O nível 10 refere-se à morte causada pela doença (45).

Na Esclerose Lateral Amiotrófica (ELA)

- Revised Amyotrophic Lateral Sclerosis Functional Rating Scale (Escala de Avaliação Funcional da Esclerose Lateral Amiotrófica Revista): Este é um dos instrumentos mais utilizados clinicamente para avaliar a progressão da doença. É constituída por 12 itens agrupados em 4 dimensões (mobilidade fina, mobilidade ampla, função bulbar e função respiratória) que classificam as incapacidades nas actividades da vida diária. É uma escala validada e amplamente utilizada em ensaios clínicos, mas devido às diferenças culturais foi necessário adaptá-la à população espanhola. Esta versão espanhola é um instrumento altamente fiável e válido para a avaliação funcional de doentes espanhóis afectados pela ELA (46).

Para a avaliação da doença de Parkinson, encontrámos

- Actividades da Vida Diária de Schwab e England: Através de uma entrevista, avalia a capacidade funcional global do doente e o grau de dependência em relação aos aspectos motores da doença de Parkinson. A pontuação é expressa em percentagem, de 0 (estado normal) a 100 (acamado e comprometimento vegetativo). É uma escala muito utilizada na prática clínica e na investigação, mas pode apresentar alguns problemas na sua aplicação devido à falta de padronização e ao facto de não ter em conta alguns aspectos caraterísticos desta doença, como as discinesias e os sintomas não motores (47).

Para ir além do objetivo da avaliação da capacidade funcional, os profissionais de saúde não devem perder de vista que este processo deve ser sempre enquadrado na realidade quotidiana do indivíduo. É fundamental que o utente compreenda porque é que tem dificuldades em realizar uma tarefa ou atividade funcional, quais são as possibilidades de ultrapassar essas dificuldades, como é que isso afecta o seu estilo de vida, o desempenho do seu papel e as relações com o seu ambiente. A tomada de decisões deve resultar de uma interação dinâmica e positiva entre o avaliador e o utente, e de uma comunicação compreensível através de uma linguagem acessível e quotidiana, de modo a estabelecer uma relação terapêutica autêntica, na qual o fisioterapeuta e o utente interagem, cada um a partir dos seus conhecimentos, experiência e capacidades, para atingir os objectivos estabelecidos em conjunto. Este é o melhor caminho para a recuperação funcional ou para a reconstrução de um estilo de vida satisfatório (37).

8. <u>Métodos de avaliação analítica em fisioterapia</u>

8.1. Conceito e classificação.

A avaliação analítica é um processo que estuda as diferentes estruturas do organismo de forma isolada, sem estabelecer relações entre elas, e que se refere constantemente ao seu comportamento num estado normal. Este processo procura sinais que indiquem alterações da estrutura e da função normais (7).

Em fisioterapia, a avaliação analítica inclui, pelo menos, o exame do sistema tegumentar, das articulações, dos músculos e do sistema nervoso. Dependendo da patologia, podem ser acrescentadas avaliações mais específicas, como a avaliação respiratória. Os métodos utilizados na avaliação analítica são (7):

- Visuais: Observação.
- Manual: Palpação e mobilização de diferentes tecidos.
- Instrumental: Medição de grandezas físicas, registo das suas variações e comparação com padrões de normalidade.

8.2. Exame do sistema tegumentar.

O sistema tegumentar, constituído pela pele e seus anexos, cobre toda a superfície do corpo humano. A sua importância reside nas suas múltiplas funções vitais e na sua influência na capacidade de deslocação. Para além da sua importância estrutural, a pele desempenha um papel social crucial, facilitando a interação com o ambiente, a perceção das sensações e a expressão das emoções. A compreensão da estrutura e da função do sistema tegumentar é essencial para os profissionais de saúde na avaliação da função e do movimento do corpo humano. As deficiências neste sistema podem ser devidas a perturbações diretas ou a várias condições de saúde. Doenças vasculares periféricas, deficiências sensoriais, alterações da consciência e longos períodos no leito sem mudanças posturais podem afetar a pele. Por conseguinte, os fisioterapeutas devem realizar um exame minucioso do sistema tegumentar para determinar o seu estado atual e o seu impacto noutras estruturas do corpo, nas capacidades motoras e na participação social do doente (48).

8.2.1. Considerações anatomofisiológicas e biomecânicas do sistema tegumentar.

A pele, o maior e mais superficial órgão do corpo humano, desempenha um papel crucial na avaliação médica, reflectindo a saúde geral de uma pessoa.

- Principais funções da pele (48):
  - Proteção: Actua como uma barreira contra agentes físicos, químicos e biológicos.
  - Regulação térmica: Controla a temperatura através da transpiração e da circulação sanguínea na derme.
  - Comunicação sensorial: Permite a perceção de sensações como o tato, a pressão, a temperatura e a dor.
  - Eliminação e absorção: Excreta sais, amoníaco, ureia e outras substâncias através do suor, bem como absorve produtos químicos e gases.
  - Síntese de vitamina D: gerada pela exposição aos raios UV do sol.
  - Auto-reparação: Facilita a cicatrização de feridas através da divisão celular.
  - Aparência cosmética: define a identidade pessoal.

- Estrutura da pele (48):
  - Epiderme: A camada mais externa, composta por queratinócitos que fornecem proteção térmica, biológica e química. Inclui também melanócitos e células imunitárias.
  - Derme: A camada mais profunda e mais vascularizada, contém fibras de colagénio, fibras elásticas e reticulares que lhe conferem força e elasticidade. Alberga os folículos pilosos, as glândulas sudoríparas e sebáceas e numerosas terminações nervosas.
  - Hipoderme (Tecido Subcutâneo): Armazena tecido adiposo, fixa a derme e liga-se a estruturas mais profundas, ajudando na conservação do calor e servindo de reservatório de energia.

- Acessórios para a pele (48):
  - Pelo: protege e está envolvido na regulação térmica e sensorial. As suas caraterísticas variam consoante a raça, o sexo e a genética.

- Unhas: formadas por queratina, ajudam na aderência e protegem as pontas dos dedos.
- Glândulas sudoríparas: regulam a temperatura corporal através da excreção de suor. Existem dois tipos: écrinas (presentes em quase toda a pele) e apócrinas (nas axilas e nas zonas genitais).
- Glândulas sebáceas: produzem sebo para manter a pele e o cabelo flexíveis e conservar o calor do corpo.

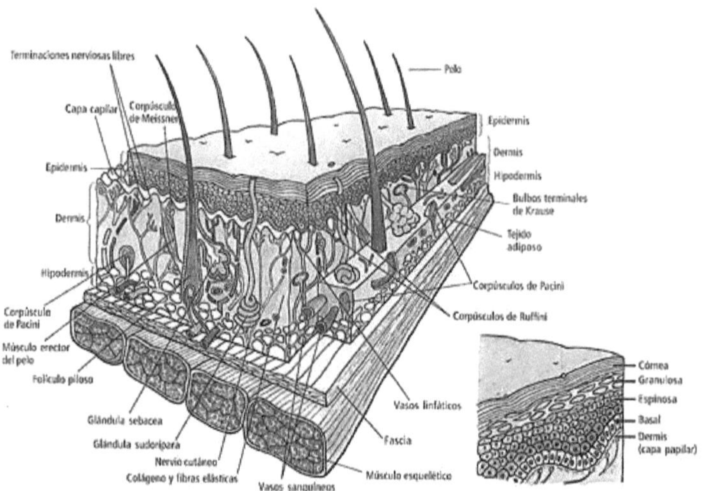

Figura 8: Estrutura anatómica da pele (8).

- Significado clínico (48): A pele é crucial na avaliação funcional do movimento do corpo humano. Deficiências na pele podem indicar problemas de saúde subjacentes, tais como doença vascular periférica ou problemas sensoriais. Por conseguinte, é essencial que os fisioterapeutas efectuem um exame completo do sistema tegumentar para avaliar o seu estado e o seu impacto noutras estruturas e funções do corpo.

8.2.2. Entrevista e exame do sistema tegumentar.

A avaliação do sistema tegumentar inclui a entrevista e o historial de saúde do utente, juntamente com uma análise exaustiva do sistema e a aplicação de testes específicos. O registo da informação deve ser pormenorizado, tanto qualitativa como quantitativamente. Se forem identificadas deficiências da pele e dos seus anexos que afectem a atividade e a participação do utente, é essencial documentar as causas para conceber um programa terapêutico adequado. Durante a entrevista, devem ser investigadas possíveis deficiências estruturais da pele (escaras, úlceras, erupções cutâneas, etc.) e, se existirem, deve perguntar-se sobre o seu tamanho e localização. É igualmente relevante inquirir sobre deficiências sensoriais, limitações de atividade, utilização de aparelhos ortopédicos, medicamentos e ajudas físicas administradas (49).

- Fases de avaliação (49):
  - Inspeção:
    - Cor da pele: varia consoante a raça e pode apresentar áreas de pigmentação aumentada devido à exposição solar. Alterações como:
      - Palidez: cor esbranquiçada ou marmórea, indicando deficiência circulatória.
      - Vermelhidão: Pode indicar hipervascularização, inflamação ou o aparecimento de escaras nas zonas de apoio.
      - Cianose: retorno venoso deficiente, oxigenação insuficiente do sangue.
      - Enegrecimento: tecido morto, zonas necrosadas.
      - Manchas azuis ou amareladas: Equimoses, nódoas negras.
      - Áreas castanhas escuras: Hiperqueratose nas áreas de apoio.
    - Aspeto da pele:
      - Descamação: Frequente após imobilização prolongada em gesso ou doenças de pele como a psoríase.
      - Rachaduras ou estrias: Em áreas de stress ou após mudanças bruscas de peso.
      - Casca de laranja: Indica alteração do tecido conjuntivo, celulite.
    - Exame da falange: alterações da pilosidade ou unhas secas e quebradiças podem indicar uma doença vascular.
    - Espessura: A pele fina e peluda cobre a maior parte do corpo, enquanto a pele espessa e não peluda se encontra nas palmas das mãos e nas plantas dos pés. As variações podem indicar deficiências vasculares ou sistémicas.
    - Volume do tecido cutâneo: As diferenças de volume podem estar relacionadas com edema, afectando as propriedades biomecânicas da pele. Podemos encontrar:

- o Edema: Infiltração e estagnação de fluidos nos tecidos subcutâneos, predominantemente distais.
  - o Inflamação: local, confinada à área da lesão.
- ▪ Estado trófico do cabelo e das unhas: O cabelo seco e quebradiço e as unhas deformadas fornecem informações sobre deficiências nutricionais e doenças sistémicas.
- ▪ Presença de feridas e cicatrizes: especialmente em áreas próximas de uma articulação, onde podem limitar a mobilidade da articulação.

- **Palpação e Mobilização dos tecidos:**
  - ▪ Temperatura, humidade e textura: apalpar a pele com a superfície dorsal da mão para avaliar a temperatura; as alterações indicam deficiências vasculares, infeção ou inflamação.
  - ▪ Consistência e elasticidade: A pele normal é lisa, macia e uniforme. As alterações podem indicar quistos, cicatrizes ou espessamento.
  - ▪ Mobilidade e flexibilidade: Mover a pele para identificar aderências nos tecidos profundos. Avaliar a consistência, a extensibilidade, a elasticidade, a flexibilidade, a viscoelasticidade e a rigidez.
  - ▪ Identificação da dor e do edema: Palpar as zonas dolorosas para determinar a causa. Avaliar a origem do edema (venoso ou linfático) e a sua relação com as propriedades mecânicas da pele.
  - ▪ Turgor: Avaliar o turgor através da formação de pregas; um regresso tardio à posição inicial indica envelhecimento, desidratação ou edema.

8.3. Avaliação manual

- Avaliação das propriedades mecânicas da pele (10):
  - Prega cutânea: uma pitada de pele é colocada entre os dedos. A facilidade de descolamento indica extensibilidade e o regresso rápido à sua posição indica elasticidade. Alterações como a desidratação ou o edema podem deixar uma prega residual.

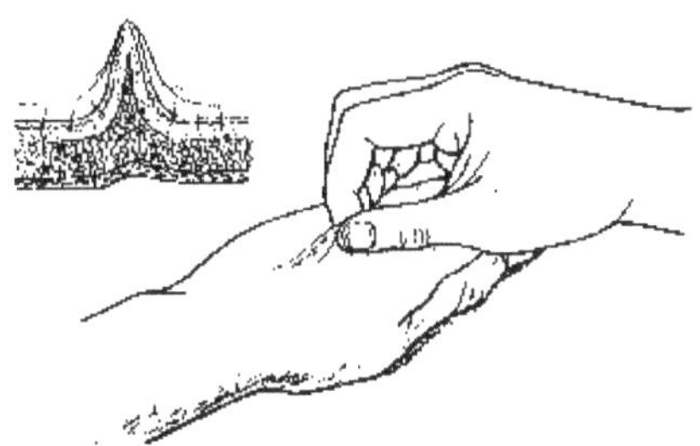

Figura 9: Avaliação por prega cutânea (8).

- Pinça enrolada: Avalia a mobilidade da pele em relação aos tecidos subjacentes e pode revelar zonas celuláricas dolorosas.

- Fricção transversal: Detecta zonas hipomóveis ou aderências a planos profundos.

- Feridas e cicatrizes: Avaliar a mobilidade e a elasticidade para identificar cicatrizes patológicas (aderentes, retrácteis, hipertróficas, quelóides).

- Temperatura da pele: avaliada com as costas da mão. Um aumento localizado pode indicar uma inflamação, enquanto uma zona mais fria pode sugerir um défice circulatório ou uma perturbação trófica.

- Sinal da véia: diferencia a origem do edema: venoso (retém a impressão após a pressão do dedo) ou linfático (não retém a impressão).

- Pulsos periféricos: avaliação da presença, ausência e frequência dos pulsos.

8.4. Avaliação instrumental

A instrumentação é uma fase crucial na avaliação do sistema tegumentar, permitindo ao fisioterapeuta obter dados exactos sobre as várias qualidades da pele e dos tecidos subjacentes. Os principais dispositivos e métodos utilizados são descritos de seguida:

- Medição do perímetro dos membros com fita métrica: A medição com fita adesiva é utilizada para determinar o perímetro de diferentes segmentos do corpo. Esta técnica é especialmente útil para quantificar atrofias, edemas e inchaços que possam estar presentes nos membros. Para garantir a exatidão e a comparabilidade das medições ao longo do tempo, é essencial utilizar pontos de referência constantes no corpo, tais como pontos de referência ósseos. Por exemplo, ao medir o perímetro do braço, pode ser utilizado como referência um ponto 10 centímetros abaixo do acrómio, enquanto que para medir o perímetro da coxa pode ser utilizado um ponto 15 centímetros acima do bordo superior da rótula. Estas referências permitem que as medições sejam consistentes e comparáveis em avaliações futuras (50).

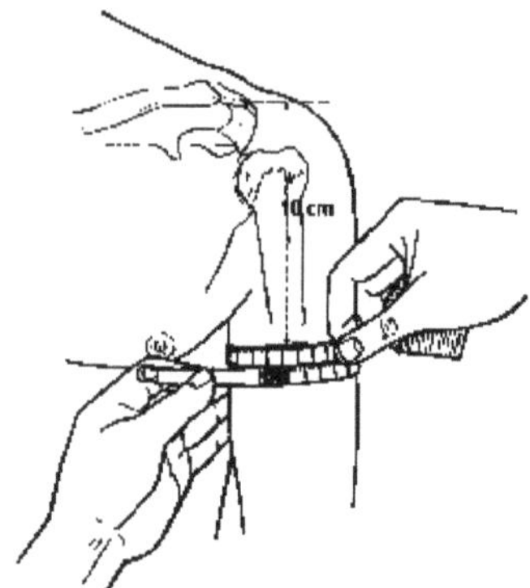

Figura 10: Medição do perímetro do braço com fita métrica (8).

- Medição volumétrica de um membro pelo princípio de Arquimedes: A medição volumétrica é utilizada para quantificar com precisão a extensão da atrofia, do edema e do inchaço em segmentos corporais em que as medições da circunferência são complexas devido a caraterísticas anatómicas. Para esta medição, é utilizado um tanque de água equipado com um tubo de drenagem. Quando o membro afetado é imerso no tanque, a água deslocada é recolhida num recipiente de recolha e o volume em mililitros é registado. Para garantir a exatidão dos dados, é crucial que o membro seja sempre imerso à mesma altura em cada teste. Além disso, a temperatura da água deve ser mantida constante em cada medição, uma vez que as variações de temperatura podem afetar o volume de água deslocado. Estes procedimentos garantem que os dados obtidos são exactos e comparáveis ao longo do tempo (51).

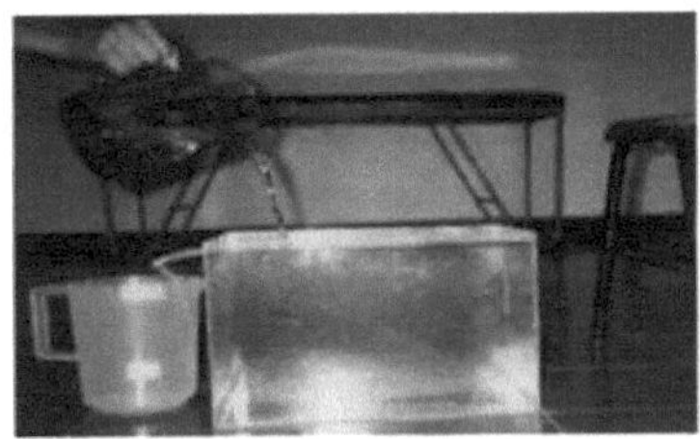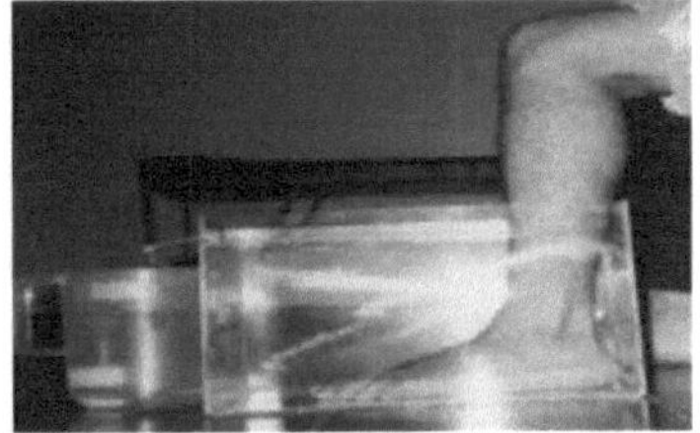

Figura 11: Medição volumétrica do tornozelo e do pé (51).

- Plicómetro: O plicómetro é utilizado para medir a espessura das pregas cutâneas, permitindo quantificar a quantidade de tecido adiposo e avaliar a qualidade trófica da pele. Este instrumento é constituído por dois braços articulados com extremidades rombas ou planas para evitar sensações desagradáveis durante a medição. É preferível utilizar plicómetros que mantenham uma pressão constante para garantir a exatidão dos dados, evitando variações. Na ausência de um plicómetro, pode ser utilizado como alternativa um paquímetro ou vernier (52).

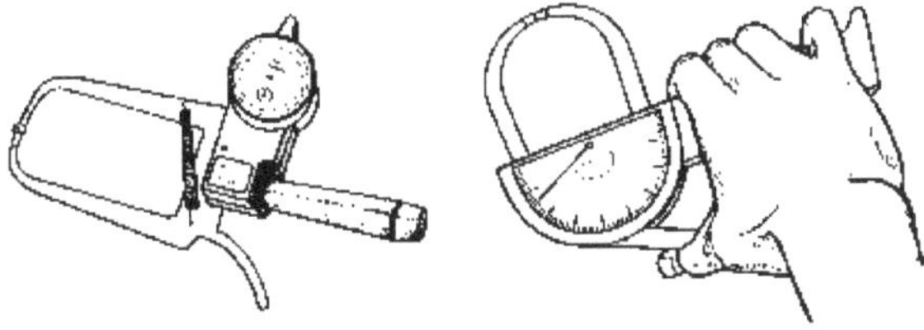

Figura 12: Medição com um plicómetro (8).

- Exame das pegadas por podoscópio: O podoscópio é utilizado para detetar pontos de apoio anormais na planta do pé e para diferenciar entre zonas de pressão aumentada e diminuída. Este método é crucial para identificar problemas de distribuição da carga nos pés, fornecendo informações valiosas para a correção da postura e a prevenção de lesões (53).

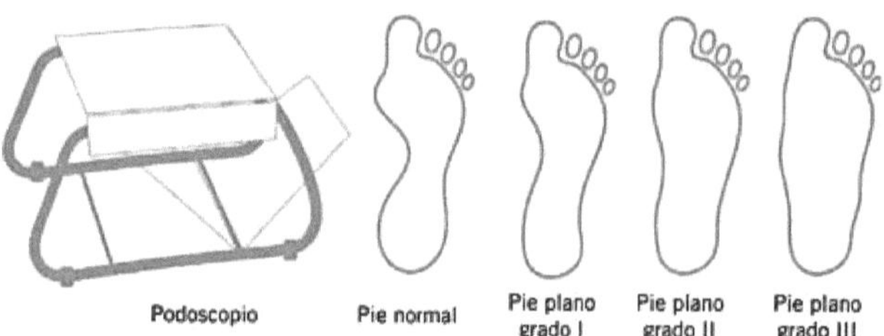

Figura 13. Podoscópio e podograma com os graus de pé chato (53).

- Teste de Möberg: consiste na coloração com ninidrina da impressão cutânea colhida num papel para avaliar a secreção das glândulas sudoríparas. Este teste fornece informações sobre o trofismo da zona estudada, ajudando a identificar possíveis disfunções da sudação e o estado geral da pele (54).

- Câmara digital: A câmara digital é um instrumento essencial para documentar a evolução das deficiências estruturais da pele. As fotografias são registadas no historial de saúde do utente, permitindo uma avaliação objetiva da eficácia do plano terapêutico ou da evolução natural das deficiências. Esta documentação visual é fundamental para um acompanhamento pormenorizado e preciso (55).

- Vidro da zona de apoio: O vidro da zona de apoio é utilizado para identificar áreas de maior contacto com a pele numa região específica do corpo. Um vidro polido é colocado sobre a área de interesse, permitindo observar e localizar as áreas de maior pressão. Este método é barato e útil para identificar áreas de pressão, embora existam dispositivos tecnológicos mais precisos (50).

- Materiais para os testes de sensibilidade: Os testes de sensibilidade requerem uma variedade de materiais, incluindo um alfinete ou um clipe de papel, tubos de ensaio com rolha, uma escova de pelo de camelo, um pedaço de cartão ou lenço de papel facial descartável, objectos comuns como chaves, moedas e lápis, pequenos pesos de igual tamanho para aumentar gradualmente o peso e amostras de materiais de diferentes texturas, como algodão, lã e seda. Além disso, são utilizados um diapasão e auscultadores para reduzir o ruído ambiente e concentrar a avaliação. O objetivo e o procedimento dos testes de sensibilidade consistem em identificar a integridade do sistema nervoso, o tipo e o grau de deficiência sensorial e em delinear a área de superfície corporal envolvida. São exploradas as sensações superficiais, profundas ou proprioceptivas e mistas ou corticais. Para este efeito, são utilizados mapas de dermátomos para identificar deficiências na inervação cutânea segmentar. Estes mapas servem de guia para localizar e registar com precisão as áreas afectadas, facilitando o diagnóstico e o planeamento do tratamento adequado (56).

9. <u>Avaliação analítica conjunta</u>

Uma articulação é a união de duas extremidades ósseas. Como mencionado na secção anterior, as articulações são o eixo de rotação em torno do qual se gera o movimento angular, ou seja, a deslocação da alavanca óssea graças à ação muscular. As alavancas articulares permitem um certo grau de liberdade de movimento num plano e em torno de um eixo, dependendo da morfologia da articulação, do fulcro e da existência de músculos que produzem o movimento. Para além de facilitarem o movimento, as articulações transformam as forças de cisalhamento (que podem ser prejudiciais) em forças de tração (absorvidas pelos tecidos moles periarticulares) e de compressão (absorvidas pelo tecido ósseo e cartilagíneo) (57, 58).

9.1. Avaliação analítica das articulações

A avaliação baseia-se na observação e palpação da articulação, bem como na avaliação manual e instrumental da sua mobilidade. Antes da avaliação, é essencial ter em conta os diferentes tipos de articulações, que são descritos a seguir de acordo com a sua amplitude de movimento e a presença ou ausência de sinóvia (57, 58):

9.1.1. Juntas não sinoviais ou sólidas:

As articulações não-sinoviais, ou sólidas, são aquelas em que as superfícies ósseas são mantidas juntas por tecido conjuntivo fibroso ou cartilagem (normalmente fibrocartilagem). Estas articulações permitem um movimento mínimo (57, 58).

- Sinartrose: Articulações com um elevado grau de firmeza e uma amplitude de movimentos mínima. Os ossos são mantidos juntos por tecido conjuntivo irregular e denso. Estas articulações transmitem e dissipam as forças entre os ossos, reduzindo a possibilidade de lesão. São divididas em:
  - Gonfose: A união entre os dentes e o osso adjacente, com o ligamento periodontal interposto entre os dois.
  - Suturas: Também conhecidas como sinfibroses, são a junção entre os ossos do crânio, ligados por uma fina camada de tecido conjuntivo chamado ligamento sutural. São classificadas como:
    - Sutura serrata ou serrilhada: bordos serrilhados ou dentados.
    - Sutura escamosa: Bordos biselados.

- Sutura plana ou harmónica: Bordos achatados ou arredondados.
    - Schindelesis; uma superfície em forma de crista que se encaixa numa ranhura.
  - Sindesmose: Articulações com uma grande quantidade de tecido conjuntivo fibroso que não permite o movimento. Exemplo: sindesmose tíbio-peroneal inferior.
  - Lâminas epifisárias das placas de crescimento: junção da placa de crescimento entre a epífise e a metáfise dos ossos longos.
  - Schindylesis: A superfície de um osso encaixa-se no sulco do outro osso formando a articulação. Exemplo: o osso vómer encaixa no sulco do esfenoide.

- Anfiartrose: Articulações semimóveis, com um nível significativo de firmeza e algum grau de mobilidade. As superfícies articulares são planas ou ligeiramente côncavas e cobertas por cartilagem hialina. Existe sempre um ligamento interósseo fibrocartilagíneo que une as duas superfícies articulares e ligamentos periféricos que reforçam a união entre os ossos. Exemplo: articulações entre os corpos vertebrais (57, 58).
  - Sínfise: união de dois ossos por cartilagem, geralmente localizada na linha média. Exemplo: a sínfise púbica.
  - Sincondroses: Articulações que permitem muito pouco movimento e que podem desaparecer com o envelhecimento. Exemplos: a junção entre o disco vertebral e as vértebras adjacentes, a articulação esfenobasilar e as articulações xifo-esternais.

9.1.2. Articulações sinoviais ou diartrose.

As articulações sinoviais são separadas por uma cavidade articular cheia de líquido sinovial. As superfícies articulares são cobertas por uma cartilagem, geralmente de tipo hialino, que impede o contacto entre as extremidades ósseas. Esta cartilagem é aneural e avascular, pelo que é alimentada por imbibição e, em caso de imobilização, pode perder massa, volume e força. Estas articulações são cobertas por uma cápsula articular, composta pela membrana sinovial no lado interno e pela membrana fibrosa (tecido conjuntivo denso e irregular composto principalmente por fibras de colagénio de tipo I) no lado externo. A estabilidade da articulação é reforçada por ligamentos, que podem ser (57, 58):

- Intracapsular: Dentro da cápsula, mas fora da cavidade sinovial, como o ligamento cruzado anterior do joelho.
- Extra-articular: Fora da cápsula articular.

Todas as articulações sinoviais têm proprioceptores, vasos sanguíneos e nervos sensoriais. Em alguns casos, podem conter discos articulares ou meniscos (geralmente fibrocartilaginosos), impingimentos periféricos, almofadas de gordura e pregas sinoviais. Estes elementos aumentam a congruência articular, melhoram a amplitude de movimento e optimizam a distribuição da carga. Estas articulações podem ser classificadas de acordo com os seus graus de movimento e a forma das superfícies articulares (57, 58):

- Um grau de liberdade:
  - Articulação troclear: Uma faceta articular tem a forma de uma roldana, enquanto a outra é dividida por uma crista que se encaixa na garganta da roldana. Apenas permite o movimento no plano sagital. Exemplos incluem o cotovelo, o tornozelo e as articulações interfalângicas.
  - Articulação trocoide: As superfícies articulares são cilíndricas, permitindo apenas movimentos de rotação no plano horizontal. São exemplos as articulações radioulnar proximal e distal, costotransversa e atlanto-axial.
- Dois graus de liberdade:
  - Articulação condilar: Composta por dois elipsóides, esferas ou ovóides, uma superfície é convexa e a outra côncava. Podem desenvolver movimentos nos planos sagital e frontal. São exemplos o punho, as articulações metacarpofalângicas e metatarsofalângicas e a articulação occipitoatlóide.
  - Encaixe recíproco: As superfícies articulares são côncavas numa direção e convexas na outra, permitindo movimentos nos planos sagital e frontal. A laxidez articular pode permitir um terceiro movimento. Exemplos incluem as articulações trapezometacarpiana, esternocostoclavicular e calcaneocubóidea.
- Três graus de liberdade:

- Enartrose: Uma esfera sólida convexa que se encaixa numa superfície côncava, rodeada por fortes ligamentos e músculos. Podem sofrer um fenómeno designado por paradoxo de Codman. São exemplos as articulações glenoumeral, coxofemoral e astragalo-escafoide.
- Artrodias: As superfícies articulares são planas e permitem movimentos de deslizamento de pequena amplitude. São exemplos as articulações acromioclavicular, subtalar, tibioperoneal, costovertebral e dos ossos do carpo e do tarso.

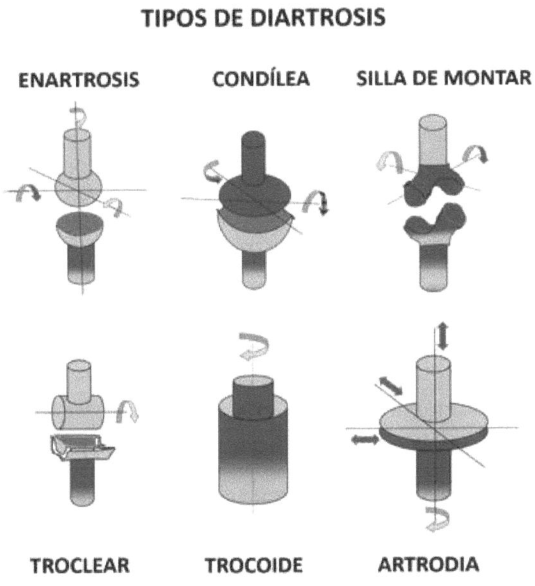

Figura 14: Tipos de articulações diartrose (58).

9.1.3. Sinsarcose

A sinsarcose, frequentemente designada por "falsa articulação", é um tipo especial de articulação entre estruturas músculo-esqueléticas que não possui cartilagem articular. Em vez de depender de superfícies articulares cartilaginosas, a sinsarcose depende da interação entre os músculos e o esqueleto para permitir o movimento e a estabilidade. Embora a sinsarcose não tenha a estrutura típica de uma articulação, continua a ser crucial para a função e mobilidade do corpo humano. Estas articulações músculo-esqueléticas proporcionam estabilidade e controlo durante o movimento, contribuindo assim para a saúde e funcionalidade do sistema músculo-esquelético (57, 58).

Um exemplo proeminente de sinsarcose é a articulação escapulotorácica. Nesta articulação, a escápula (omoplata) está ligada ao tórax por uma série de músculos que se inserem na escápula e têm origem nas costelas e na coluna vertebral. Estes músculos, como o serrátil anterior e os músculos trapézio e romboide, trabalham em conjunto para permitir uma ampla gama de movimentos da omoplata, como a elevação, a retração e a rotação, contribuindo assim para a mobilidade do ombro. Outro exemplo é a articulação subdeltóide, onde o músculo deltoide se insere na parte superior do úmero e está ligado à parte inferior do acrómio da omoplata. Embora tecnicamente não exista uma verdadeira articulação neste ponto, a interação entre o deltoide e o osso permite uma grande variedade de movimentos do ombro, tais como abdução, flexão e rotação (57, 58).

9.2. Artroquinemática

A artroquinemática centra-se no estudo dos movimentos íntimos, fundamentais e acessórios que ocorrem entre as superfícies articulares durante o movimento fisiológico. Estes movimentos incluem o rolamento, o deslizamento e a rotação, e ocorrem quando uma superfície convexa se move sobre uma côncava e vice-versa (59, 60):

- Rolamento: Um movimento em que pontos adjacentes numa superfície articular encontram pontos adjacentes na outra superfície articular à mesma distância. Ocorre em torno de um eixo paralelo à superfície articular.
- Deslizamento não axial: Trata-se da deslocação de uma superfície articular sobre outra, de modo a que cada ponto de uma superfície toque pontos sucessivos da outra sem os repetir. O eixo do movimento é paralelo à superfície articular.
- Rotação axial ou deslizamento: É a rotação primária da articulação quando o eixo longitudinal do osso é perpendicular à superfície articular do outro segmento articular.

Estes movimentos são frequentemente combinados em articulações em que uma superfície é côncava e a outra convexa, o que altera o eixo de rotação ao longo do movimento. A regra côncavo-convexa de Katelborn determina que a direção dos movimentos é definida pela forma das superfícies articulares (59, 60).

9.2.1. Coeficiente funcional de mobilidade articular

O arco de movimento representa a amplitude do movimento articular em graus nos diferentes planos do espaço. É classificado como ativo, ativo-assistido ou passivo. Muitas vezes, as articulações permitem uma amplitude de movimento maior do que a necessária para as actividades diárias, razão pela qual Rocher introduziu o conceito de "sector útil" da mobilidade articular ou ângulo útil. De acordo com este princípio, uma restrição do movimento para além do sector útil não afecta a função, mas uma limitação dentro deste sector, por mais pequena que seja, pode ser muito incapacitante (59).

O coeficiente de mobilidade funcional é calculado avaliando cada movimento da vida quotidiana e determinando quais os arcos ou ângulos mais úteis ou mais frequentemente utilizados na atividade normal. É atribuído um coeficiente mais elevado aos ângulos do sector útil que são mais favoráveis à função. Rocher desenvolveu uma tabela com estes coeficientes, onde o ângulo de mobilidade é multiplicado pelo coeficiente correspondente para obter o coeficiente de mobilidade articular funcional. A pontuação máxima é 100, correspondente ao coeficiente ideal. Em geral, os primeiros 15° de flexão a partir da posição neutra têm um valor funcional mais elevado do que os 15° seguintes, resultando num coeficiente de mobilidade mais elevado (59).

COEFICIENTE DE MOBILIDADE FUNCIONAL DAS ARTICULAÇÕES		
FLEXÃO	0-30°	0,6
	30-75°	0,3
	75-180°	0,2
EXTENSÃO	0-30°	0,9
	30-80°	0,3
	>80°	0,1
ABD / ADD	0-180°	0,2

Tabela 8: Tabela de coeficientes de mobilidade articular funcional
segundo Rocher (59).

9.3. Observação conjunta

O exame das articulações deve preceder o exame da pele e do tecido subcutâneo correspondentes, tal como referido no ponto anterior. Aspectos a avaliar durante a observação das articulações (61):

- Atitude Espontânea da Articulação:
    - Malformações ou sequelas patológicas: Por exemplo, flexum ou recurvatum do cotovelo, genu valgum ou varus.
    - Atitudes antálgicas: Posições adoptadas para evitar a dor.
    - Hábitos posturais anormais: Por exemplo, hábito asténico com cifose dorsal, rolos de ombros e projeção cefálica anterior.
- Aumento de volume: procurar indicadores de patologias como derrame sinovial, hemartrose, edema periarticular ou inflamação da articulação.
- Eminências ósseas anormais: É feita uma comparação com o lado oposto da articulação para detetar osteófitos, sequelas de fracturas (tais como fragmentos desalinhados ou calos de fratura hipertróficos) ou amiotrofia que realçam as eminências ósseas.

9.4. Palpação das articulações

A palpação das articulações é uma parte essencial do exame clínico, embora seja considerada um procedimento subjetivo. O seu objetivo é identificar e avaliar as várias estruturas que rodeiam as articulações, detectando possíveis anomalias ou pontos de dor que possam indicar patologia. Os principais aspectos a considerar durante a palpação articular são descritos de seguida (61):

- Interlinha articular: A interlinha articular é a área de justaposição das duas epífises ósseas de uma articulação. Pode ser palpada através da cápsula articular na maioria das articulações superficiais. A sua localização coincide normalmente com as pregas cutâneas em flexão, o que facilita a sua identificação. No entanto, em articulações muito profundas, como a articulação coxofemoral, a palpação direta da entrelinha não é possível devido à profundidade da estrutura.
- Proeminências ósseas periarticulares: As proeminências ósseas periarticulares são áreas-chave para a palpação, uma vez que

coincidem com as zonas de inserção dos músculos e dos ligamentos. A palpação destas proeminências permite avaliar a integridade das inserções musculares e ligamentares. Quaisquer irregularidades, como o crescimento de osteófitos ou alterações devidas a fracturas desalinhadas, podem indicar alterações patológicas.

- Ligamentos: A palpação dos ligamentos é realizada através de um movimento de fricção perpendicular à direção das fibras do ligamento, que são previamente colocadas sob tensão para facilitar a localização. Este método permite avaliar a integridade do ligamento e detetar eventuais espessamentos, zonas dolorosas ou anomalias que possam estar presentes.

- Tendões: É essencial distinguir entre tendões e ligamentos durante a palpação. Ao contrário dos ligamentos, os tendões podem ser mobilizados transversalmente entre dois dedos e são afectados pelo estado de contração muscular. A palpação dos tendões permite identificar pontos dolorosos, nódulos, espessamentos ou aderências, fornecendo informações cruciais sobre possíveis patologias tendinosas.

A palpação deve ser efectuada no final do exame clínico. A principal razão é que a dor provocada pela palpação pode modificar a resposta do doente e afetar os resultados de outros testes do estudo. Ao avaliar a articulação pela última vez, garante-se que qualquer dor induzida não influencia a exatidão das observações anteriores.

9.5. Avaliação manual da mobilidade articular

O teste de mobilidade articular tem por objetivo avaliar qualitativa e quantitativamente os diferentes movimentos da articulação examinada e determinar as causas articulares que podem estar na origem de uma limitação ou de um aumento desses movimentos. Para se concentrar exclusivamente nos factores articulares envolvidos no movimento, é fundamental realizar o exame de forma passiva, uma vez que o movimento ativo avalia simultaneamente factores neurológicos e musculares:

- Limitações articulares e hipermobilidade: As limitações do movimento articular, ou hipomobilidades, podem ser devidas a patologia mecânica, disfunção miofascial e alterações pericapsulares, entre outras. Por outro lado, a hipermobilidade é geralmente causada por alterações do sistema muscular ou capsuloligamentar, o que gera instabilidade articular e pode dificultar a manutenção da congruência articular. Em termos gerais, a avaliação ativa centra-se na exploração das estruturas contrácteis (musculares), enquanto a avaliação passiva, num estado de relaxamento muscular, estuda preferencialmente as estruturas não contrácteis (ligamentos, tendões, cápsulas). A comparação dos resultados das duas avaliações permite efetuar um diagnóstico diferencial (61, 62).

- Comparação e condições de avaliação: Os dados obtidos na avaliação devem ser comparados com os do membro contralateral ou, se tal não for possível, com os valores habituais observados em indivíduos saudáveis. É essencial que a avaliação seja sempre efectuada em condições reprodutíveis. Em primeiro lugar, os graus de liberdade passivos da articulação são avaliados através de movimentos não fisiológicos: deslizamento, rolamento, rotações axiais, compressão articular e decoaptação. Isto é feito a partir de posições em que as estruturas musculares e capsuloligamentares estão distendidas, de modo a não interferir com estes movimentos (61, 62).

- Dor e perturbações funcionais: Se a dor ocorrer durante a compressão, a causa encontra-se num elemento intra-articular (líquido sinovial, cartilagem, menisco); se a dor ocorrer durante a decoaptação, é causada pelos tecidos moles periarticulares (ligamentos, cápsula). Durante a avaliação passiva, é importante evitar o reflexo de Charcot, em que um movimento violento ou doloroso desencadeia uma contração protetora automática da articulação (61, 62).

- Objectivos do teste de mobilidade articular passiva: Determinar as caraterísticas e a qualidade do movimento: continuidade, resistência, liberdade, restrições, hipomobilidade, hipermobilidade, etc. Relacionar as dores ou outras perturbações com os graus de movimento em que aparecem e desaparecem. Reconhecer as causas das perturbações funcionais explorando a sensação final.

- Avaliação dos graus de liberdade activos: Em seguida, são avaliados os graus de liberdade activos, aqueles que estão sob controlo voluntário. É importante ter em atenção a posição das articulações supra e subjacentes para que os músculos poliarticulares que atravessam a articulação em estudo estejam numa posição encurtada e não limitem a mobilidade. Várias situações podem ser encontradas (61, 62)

- Bloqueio articular temporário: como no caso de lesões meniscais no joelho.
- Rigidez articular ou anquilose: ausência total e permanente de mobilidade.
- Sinostose: limitação da mobilidade causada pela fusão de dois ossos por ossificação do tecido conjuntivo que os une.
- Limitação parcial da mobilidade simétrica: mobilidade livre no sector intermédio, mas limitada em ambos os extremos do arco de movimento.
- Limitação parcial assimétrica da mobilidade: a perda de amplitude afecta apenas uma extremidade da amplitude de movimento, com amplitude fisiológica na outra direção.

- Sensação terminal do movimento: A sensação terminal do movimento ou da paragem pode ser (62):
  - Dura ou batente ósseo: contacto entre partes ósseas (por exemplo, na extensão do cotovelo). Se aparecer de forma anormal, pode indicar osteófitos, para-osteoartropatias, calos de fratura hipertróficos, etc.
  - Elástico: tensionamento das estruturas capsuloligamentares (por exemplo, na extensão do joelho). Pode indicar capsulite retrátil ou retracções musculares.
  - Mole: contacto de massas musculares (por exemplo, durante a flexão do cotovelo). Também ocorre na hidrartrose aguda ou na bursite.
  - "Razor-sharp": resistência que aumenta até um máximo e depois cede subitamente, típica da espasticidade.
  - Vazio: parar antes de atingir a resistência, devido a dores fortes.

- Barreiras ao movimento articular: Na osteopatia, as barreiras motoras são identificadas (62):
  - Barreira motora fisiológica (BMF): limitação normal durante o movimento ativo devido à tensão dos tecidos moles.
  - Barreira elástica motora (BME): amplitude adicional obtida passivamente após a FMO, limitada pela extensibilidade dos ligamentos e da cápsula articular.
  - Barreira anatómica motora (AMB): contacto de superfícies ósseas, a sua ultrapassagem provoca lesões.

- Barreira ou restrição patológica (BMP): limitação anormal do movimento devido a várias causas, como um obstáculo muscular devido à diminuição da elasticidade muscular, que gera uma resistência elástica. Uma restrição por uma superfície articular, que é abrupta e dura, semelhante à sensação de BPM, mas ocorre mais cedo do que o esperado. Se a causa for um ligamento ou uma cápsula, a sensação será a de uma barreira fisiológica que surge subitamente. Se a restrição for causada por edema, a sensação será de viscoelasticidade.

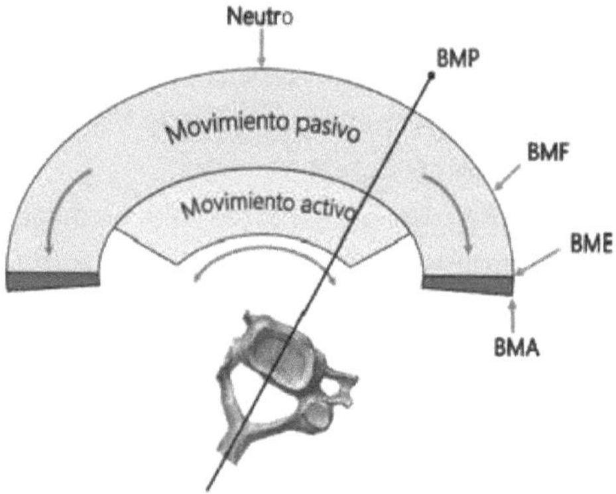

Figura 15: Barreiras ao movimento das articulações (62).

Por outro lado, Cyriax detalhou o padrão de restrição capsular de cada articulação, onde a limitação do movimento é causada por uma restrição da cápsula, afectando certos movimentos mais do que outros. É importante considerar que, por vezes, a limitação do movimento não é de origem mecânica, mas sim nociceptiva (como as tendinopatias ou a tração nervosa). Nestes casos, pode ser sentida uma contração muscular súbita e defensiva. Deve-se também prestar atenção aos ritmos articulares anormais, que indicam assincronia de movimento. Por exemplo, no ritmo escapulo-umeral, um movimento prematuro da escápula durante a abdução (antes de 60°) ou um deslizamento lateral precoce durante a rotação externa do ombro sugerem um envolvimento da cápsula articular do ombro ou um défice de controlo motor. Por fim, é fundamental procurar a presença de movimentos anómalos (como o recurvatum do joelho, o valgo do cotovelo, a gaveta anterior ou posterior do joelho, etc.) que podem indicar uma hiperlaxidez articular. Esta hiperlaxidez pode ser constitucional ou sugestiva de lesão. É avaliada utilizando a escala de Beighton, que considera a mobilidade de 5 articulações e classifica um doente como hiperlaxante se obtiver 4 ou mais pontos em 9 possíveis. Os critérios de avaliação incluem (63):

- Dorsiflexão passiva do 5º dedo do pé superior a 90° (1 ponto por lado).
- Os polegares alcançam passivamente o lado flexor do antebraço (1 ponto por lado).
- Hiperextensão ativa dos cotovelos até 10° (1 ponto por lado).
- Hiperextensão dos joelhos superior a 10° (1 ponto por lado).
- Dobrar o tronco para a frente com os joelhos esticados de modo a que as palmas das mãos toquem no chão (1 ponto).

Padrão capsular por articulação de acordo com Cyriax	
Articulação	**Padrão capsular**
Temporomandibular	Abertura da boca
Coluna cervical	Limitação da inclinação lateral e da rotação, flexão completa mas dolorosa, extensão limitada
Coluna lombar e torácica	O padrão capsular é difícil de detetar
Sacroilíaca, púbica e sacrococcígea	Dor quando a articulação é sujeita a tensão.
Esternoclavicular e Acromioclavicular	Dor em zonas extremas.
Ombro	1ª rotação externa, 2ª abdução e 3ª rotação interna.
Cotovelo	Flexão mais limitada do que a extensão.
Radioulnar distal	Alcance total, mas com dor no final do movimento.
Boneca	Igual limitação em flexão e extensão, possível fixação em posição intermédia.
Polegar carpometacarpiano	Flexão completa, limitação da abdução e da extensão.
Falanges	Maior limitação à flexão do que à extensão.
Anca	Rotação interna, flexão, abdução e extensão.
Joelho	Limitação grave da flexão com limitação ligeira da extensão. Nas fases iniciais, rotação completa e sem dor.
Tibioperoneia	Dor quando a articulação é sujeita a tensão.
Tornozelo	Flexão plantar mais limitada do que a flexão dorsal.
Subastragalina	Limitação do investimento.
Mediatarsal	Limitação da flexão dorsal, da flexão plantar, da adução e da rotação interna; a abdução e a rotação externa mantêm toda a amplitude.

<table>
<tr><td>Articulação metatarsofalângica do primeiro dedo do pé</td><td>Extensão mais limitada do que a flexão.</td></tr>
<tr><td>Articulação metatarsofalângica do segundo ao quinto dedo do pé</td><td>Variável; tende a fixar-se em extensão com flexão das articulações interfalângicas.</td></tr>
</table>

Tabela 9. Limitações no padrão capsular por articulação de acordo com Cyriax (63).

Em suma, a avaliação manual da mobilidade articular é um processo minucioso e cuidadoso que requer atenção a múltiplos factores para identificar corretamente as causas das limitações ou excessos de movimento articular.

9.6. Proprioceptores articulares

A auto-perceção refere-se à capacidade do corpo para detetar o movimento e a posição das articulações, o que proporciona sensibilidade interna. A cinestesia é uma parte integrante da auto-perceção e diz respeito à consciência do movimento e da aceleração. Os proprioceptores são importantes para controlar a postura e o equilíbrio, influenciando a coordenação. Assim, o sistema propriocetivo é a fonte de informação sensorial somática, composta por receptores que informam o sistema nervoso central sobre a tensão e o estiramento dos músculos, articulações, ligamentos e pele, permitindo os ajustes necessários para alcançar o movimento desejado. Este processo é rápido e subconsciente, com a colaboração da visão e do sistema vestibular. Os receptores articulares encontram-se em várias estruturas articulares (cápsulas, ligamentos, etc.) e são mecanorreceptores. Podemos encontrar: (64).

- Corpúsculos de Ruffini: Localizam-se na camada externa da cápsula articular, nos ligamentos e no periósteo, perto das inserções capsulares. Embora estejam distribuídos por toda a cápsula articular, existem em maior número nas zonas de maior tensão mecânica. São sensíveis a baixos níveis de estiramento e têm uma adaptação lenta, tornando-se activos durante o stress articular prolongado e o equilíbrio dinâmico, indicando a posição, velocidade e stress dos tecidos periarticulares (64).
  - Estáticos: registam informações em posições mantidas.
  - Dinâmicos: registam a informação em movimentos contínuos.

- Corpúsculos de Paccini: localizados na camada externa da cápsula articular, ligamentos, meniscos, gordura articular e periósteo perto das inserções capsulares. São mecanorreceptores de adaptação rápida, que se activam no início e no fim do movimento para detetar alterações na deformidade dos tecidos e na aceleração ou desaceleração do movimento articular (64).
- Terminações nervosas livres: activadas quando os movimentos articulares ultrapassam a amplitude normal, provocando sensações dolorosas de alerta (64).

9.7. Avaliação instrumental conjunta.

A medição quantitativa da mobilidade articular pode ser efectuada por vários métodos diferentes. Os seguintes são descritos em pormenor:

9.7.1. Medições centimétricas:

Para avaliar a mobilidade das articulações, são efectuadas em diferentes partes do corpo e utilizam uma variedade de técnicas específicas para cada área.

- Mão (65):
  - Distância dígito-palma: A distância entre o polegar de cada dedo longo e a palma da mão é medida em milímetros, avaliando a amplitude global de flexão das articulações dos dedos.
  - Distância entre a bola de cada dedo longo e a prega de flexão das articulações metacarpofalângicas: Mede a amplitude de flexão articular de ambas as articulações interfalângicas.
  - Medida da amplitude: A distância entre as extremidades do primeiro e do quinto dedos é medida com a mão aberta e os dedos separados ao máximo.
  - Distância entre as extremidades do primeiro e segundo dedos na separação máxima: Mede a abdução do polegar.

- Coluna (66):
  - Distância dedo-chão: Avalia a mobilidade global da coluna vertebral em flexão anterior, medindo a distância vertical entre a bola do terceiro dedo e o chão com os joelhos em extensão. É inespecífica e pode indicar uma mobilidade dorsolombar limitada,

encurtamento isquiocrural, presença de Lasègue positivo ou comprometimento da anca.

- Distância mandíbula-manúbrio esternal: avalia a flexão e extensão cervical.
- Distância queixo-crómio: Para rotações cervicais.
- Distância acrómio-trago auricular: Para lateroflexão cervical.
- Medição da lateroflexão dorsolombar: Com o doente de pé e as mãos no exterior das coxas, é feita uma marca na coxa, na extremidade do terceiro dedo do pé. Em seguida, o doente é novamente marcado em lateroflexão direita e esquerda, e a distância entre as marcas é medida.
- Medição da rotação dorsolombar: Mede-se a distância entre o bordo posterior do acrómio homolateral à rotação e a espinha ilíaca póstero-superior contralateral.
- Medição dos movimentos e da posição de repouso da escápula: A mobilidade em abdução-adução e os movimentos de báscula interna e externa são avaliados medindo a distância do ângulo inferior da escápula ao processo espinhoso D7 e do bordo interno da espinha da escápula ao processo espinhoso D3 durante os movimentos. Em posição normal, a escápula situa-se entre a 2ª e a 7ª costelas, com o seu ângulo supero-interno ao nível do 1º processo espinhoso dorsal e a porção interna da espinha da escápula ao nível do 3º processo espinhoso dorsal e a 5-6 cm da linha média. O ângulo inferior da escápula está a 7 cm da linha média em repouso.
- Teste de Ott: Mede a flexibilidade da coluna dorsal marcando o processo espinhoso de C7 e outra marca 30 cm abaixo. Solicita-se a flexão e a extensão da coluna vertebral e mede-se a distância entre as duas marcas em ambas as posições. Em flexão, a distância deve ser aumentada em 2 a 4 cm, e em extensão, a distância deve ser reduzida em 1 a 2 cm.
- Teste de Schöber: avalia a mobilidade da coluna lombar, marcando o processo espinhoso de S1 e outra marca 10 cm acima. A variação da distância em flexão e extensão é medida. O padrão é uma distância de 15 cm em flexão e 9 cm em extensão. A modificação de MacRae e Wright do teste de Schöber inclui três marcas: uma na linha que une as espinhas ilíacas póstero-superiores, outra 5 cm

abaixo e uma terceira 10 cm acima. A distância entre as marcas superior e inferior é medida em flexão e extensão máxima.

9.7.2. Goniometria

A goniometria é utilizada para medir o ângulo de deslocação de um segmento ósseo em relação ao centro de rotação de uma articulação. Para tal, o centro do goniómetro é colocado na projeção cutânea do centro articular. O membro fixo é dirigido para um ponto de referência ósseo proximal e o membro móvel para um ponto de referência ósseo no segmento distal, assegurando que o goniómetro está no mesmo plano do movimento e que os seus braços coincidem com os eixos longitudinais do corpo (67).

- Princípios a seguir (67):
    - Evitar as compensações: As articulações proximais são fixas.
    - Considerar o estado muscular: prestar atenção à tensão ou ao relaxamento dos músculos poliarticulares.
    - Avaliação inicial do lado saudável: Para referência.
    - Amplitudes do lado dominante: Mais baixas no membro superior do que no lado contralateral.
    - Área não coberta a avaliar: Importante para uma medição exacta.
    - Consistência na posição de avaliação: Normalmente, começa-se na posição zero e anota-se para futura reavaliação.

- Pontos de referência ósseos: alinhamento do eixo do goniómetro com o centro de rotação da articulação (67).
    - Tornozelo: ápice do maléolo externo.
    - Joelho: 2,5 cm acima da cabeça do perónio.
    - Anca: trocânter maior.
    - Pulso: estiloide ulnar para flexão-extensão, centro da distância interestilóide para abdução-adução.
    - Cotovelo: Epicôndilo.
    - Ombro: Trochlea.

- Tipos de goniómetros (67).
    - Goniómetros de dois braços (universal ou artrómetro): Tem dois braços ligados a um eixo comum. O braço fixo está integrado no corpo, que é um transferidor de ângulos com a forma de uma

esfera graduada em 180° ou 360°. O braço móvel gira em torno do eixo e indica os graus.

- Goniómetros de braço único (ortocêntricos ou de prumo): Um único braço que lê o ângulo formado com o fio de prumo. Com base na gravidade, deve estar no plano vertical. Permite medir a flexão-extensão e a abdução-adução na posição de pé, bem como a flexão-extensão e as rotações em diferentes posições.
- Electrogoniómetro: gera um sinal elétrico proporcional à deslocação da articulação. É mais complexo e preciso.
- Goniómetro de deflexão magnética (bússola): consiste numa bússola montada num braço. Utilizado no plano horizontal, com o norte magnético como posição 0. O goniómetro cervical tem uma bússola em cada plano do espaço e um estabilizador.
- Inclinómetro: Ideal para áreas onde não é possível utilizar um goniómetro convencional (como a coluna lombar). Utiliza a gravidade como referência. Pode ser mecânico (com uma coluna de líquido e bolha de ar) ou eletrónico (electroinclinómetro).
- Outros tipos:
  - Goniómetros de dedos e de guiador.
  - Medição da coluna vertebral: espondilo-dogoniómetro e medidor da coluna vertebral lombo-pélvico-femoral.
- Leitura de medição (67):
  - Valores angulares: transcritos em formato de 2 ou 3 dígitos com uma margem de erro de 5°. Agrupados de acordo com o plano de movimento e de acordo com a posição neutra.
  - Leitura direta: Quando o goniómetro indica 0° na posição neutra, por exemplo, a flexão-extensão do cotovelo começa em 0°.
  - Leitura indireta: Para as articulações cuja posição de referência não é 0°. O valor inicial é subtraído do angular, se estiverem no mesmo sector de movimento, e adicionado ao sector inverso.
  - Indicações especiais: Se uma articulação não atingir a posição de referência, este facto deve ser indicado.

Movimento		Grados
Membro superior		
Ombro	Rapto	180º
	Adução	30º

	Flexão	180º
	Extensão	50º
	Rotação interna	70º
	Rotação externa	90º
Cotovelo	Flexão	140-145º
	Extensão	0º (5-10º)
Antebraço	Pronação	85º
	Supinação	90º
Boneca	Flexão	85º
	Extensão	85º
	Deflexão radial	15-20º
	Desvio ulnar	30-45º
Extremidade inferior		
Anca	Flexão	120-145º
	Extensão	30º
	Rapto	45º
	Adução	30º
	Rotação interna	30-40º
	Rotação externa	60º
Joelho	Flexão	160º
	Extensão	0º (5-10º)
	Rotação interna (em flexão)	30º
	Rotação externa (em flexão)	40º
Tornozelo	Flexão dorsal	30º
	Flexão plantar	50º
Pé (subtalar)	Investimento	30º
	Eversão	15º
Coluna vertebral		
Cervical	Flexão (especialmente ao nível de C5-C6)	45º
	Extensão (principalmente ao nível C5-C6)	45º
	Inclinação lateral	45º
	Rotação (principalmente ao nível C1-C2)	80-90º

	Teste de Ott: flexão-extensão	2-4/1-2 cm
Dorsal	Rotação	45º
	Expansão torácica	6 cm
Lombar	Flexão	40º-60º.
	Extensão	30º
	Inclinação	20-30º
	Rotação	15-20º

Tabela 10: Graus de movimento normal por articulação (67).

9.8. Outras medições

9.8.1. Escala de Kaltenborn.

Quando a avaliação instrumental não é possível, a Escala de Kaltenborn, que mede o movimento de 0 a 6, pode ser utilizada, especialmente em articulações com pouco movimento (68):

0: Anquilose

1: Condicionalismo importante

2: Ligeira limitação

3: Normal

4: Ligeiro aumento da mobilidade

5: Aumento significativo da mobilidade

6: Instabilidade articular

9.8.2. Escala de oposição do polegar de Kapandji.

Para avaliar a capacidade de oposição do polegar, é utilizada a Escala de Kapandji, que varia de 0 a 10. O polegar pode opor-se aos seguintes pontos (65):

0: Lado lateral da primeira falange do segundo dedo.

1: Lado lateral da segunda falange do segundo dedo.

2: Aspeto lateral da terceira falange do segundo dedo.

3: Miniatura do segundo dedo do pé.

4: Miniatura do terceiro dedo do pé.

5: Dedo do quarto dedo do pé.

6: Unha do polegar do quinto dedo.

7: Articulação interfalângica distal do quinto dedo.

8: Articulação interfalângica proximal do quinto dedo.

9: Base do quinto dedo do pé.

10: Prega de flexão da articulação metacarpofalângica do quinto dedo.

9.8.3. Teste de três pontos de Kapandji.

Kapandji também descreve uma medição da mobilidade global do complexo articular do ombro. O teste consiste em marcar a extremidade do terceiro dedo quando o paciente leva a mão para trás nas seguintes posições (65):

- Flexão-rotação externa
- Extensão-rotação interna
- Adução sobre o ombro contralateral

A superfície do triângulo obtido permite avaliar a mobilidade do complexo articular do ombro.

9.8.4. Estrela de Maigne.

Para registar a mobilidade da coluna vertebral, utiliza-se a Estrela de Maigne. Trata-se de uma cruz em que cada um dos sectores superiores é atravessado por uma bissetriz (69):

- O segmento superior representa a flexão.
- A parte inferior representa a extensão.
- Os braços esquerdo e direito representam rotações.
- As bissectrizes esquerda e direita representam as inclinações laterais.

Para cada segmento, é indicada a limitação do movimento (perto do centro se estiver no início do intervalo fisiológico e perto do fim se estiver no fim) e a sua causa:

- Com uma cruz se for para um bloqueio.
- Com uma, duas ou três barras, se se trata de uma dor ligeira, moderada ou grave.

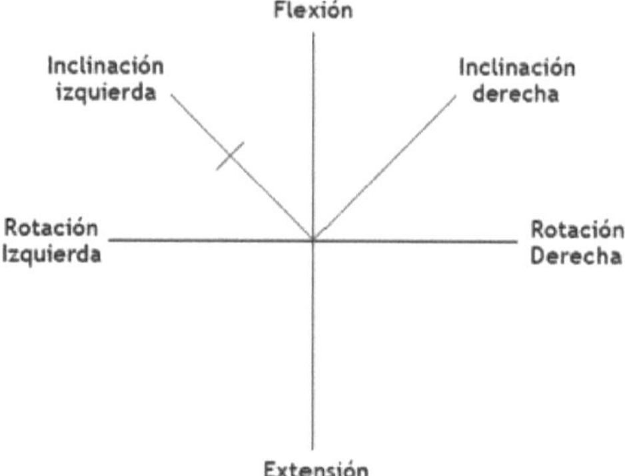

Figura 16. Estrela de Maigne. É indicado um fecho de articulação para a inclinação esquerda (69).

10. <u>Avaliação da análise muscular</u>

10.1. Avaliação muscular.

10.1.1. Avaliação muscular passiva.

Na avaliação muscular passiva, são observados vários aspectos importantes do músculo (70):

- Volume do músculo: O tamanho do músculo é examinado.
- Posição das alavancas ósseas em repouso: É analisada a posição natural dos ossos quando o corpo está em repouso.
- Relevos anatómicos: São estudadas as caraterísticas anatómicas visíveis.
- Tónus muscular de base: É avaliado o estado de tensão do músculo em repouso absoluto, sem qualquer contração, incluindo a antigravidade.

Se for avaliado o estado de tensão do músculo durante uma ação contra a gravidade, este é designado por tónus postural. Para avaliar o tónus muscular, são considerados os seguintes aspectos (70):

- Alterações da postura corporal
- Reflexos osteotendinosos
- Capacidade de executar o movimento livremente
- Resistência à mobilização passiva
- Palpação e mobilização dos tecidos: fornecem informações sobre a consistência muscular e a mobilidade transversal passiva. Nos músculos muito fracos, a palpação pode detetar a atividade muscular.
- Tendão: Não altera a sua consistência durante a contração muscular, mas a sua mobilidade transversal diminui proporcionalmente à força gerada.
- Extensibilidade: É avaliada colocando o músculo numa posição de alongamento máximo em cada articulação que atravessa. Se o músculo não estiver totalmente alongado, é detectada uma perda parcial de movimento, denominada retração.
- Insuficiência muscular:
  - Funcional passiva: Quando um músculo é esticado até ao seu máximo e não pode ser esticado mais.

- Ativo Funcional: Quando o músculo está no seu encurtamento máximo e já não se pode contrair devido à sobreposição máxima dos filamentos de actina e miosina.
- Pontos de Gatilho Miofasciais (MTrPs): Áreas hiperirritáveis dentro de uma faixa apertada de músculo esquelético que causam dor local e referida e disfunção motora.

10.1.2. Avaliação muscular ativa.

Para a avaliação da contração ativa, a resistência máxima que um músculo pode ultrapassar é quantificada calculando a RM (repetição máxima) estática e dinâmica e a 10RM utilizando cargas externas (70).

- Factores a considerar (70):
  - Conhecimentos anatómicos, biomecânicos e fisiológicos.
  - Anulação dos movimentos de substituição (axioma de Beevor).
  - Posicionamento correto do segmento a avaliar, começando numa posição antigravitacional.
  - Aptidão para a palpação e aplicação de resistência externa.
  - Explicação clara ao doente.
  - Utilização de um método normalizado de classificação das forças.
  - Experiência em equilíbrio muscular.
  - Local e direção de aplicação da resistência.
- Avaliação qualitativa: A força pode ser avaliada qualitativamente pela capacidade de um músculo vencer a gravidade, conhecida como equilíbrio muscular. O doente não é simétrico, pelo que a musculatura de um lado pode ser mais forte do que a do outro, mas é avaliada por comparação com o lado saudável.

10.1.3. Escalas para a avaliação da força muscular.

As escalas de classificação da força são instrumentos essenciais em fisioterapia para avaliar a capacidade contrátil dos músculos. Estas escalas permitem medir a força muscular de forma qualitativa e quantitativa, fornecendo um guia sistemático para identificar o nível de função muscular e detetar possíveis fraquezas ou desequilíbrios. As avaliações da força muscular são cruciais no diagnóstico de lesões, no acompanhamento da evolução da reabilitação e no planeamento de programas de reforço muscular. Diferentes escalas, como a escala de

Oxford, fornecem um quadro normalizado que facilita a comparação e a comunicação dos resultados entre os profissionais de saúde (70).

Escalas para a avaliação da força muscular		
Lowett (1912)	mau, pobre, fraco, bom e normal	
Kendall (1946)	100% (normal)	Movimento completo contra a gravidade e resistência máxima.
	75% (bom)	Movimento completo contra a gravidade e resistência moderada.
	50% (normal)	Movimento completo contra a gravidade sem resistência.
	25% (mau)	Movimento completo sem a força da gravidade.
	10% (vestígios)	Contração muscular sem movimento.
	0%	Ausência de contração muscular.
Pinzler	0	Nenhum movimento.
	+	Início do movimento.
	++	Movimento incompleto.
	+++	Movimento completo.
Daniels, Williams e Worthingham (Oxford Scale)	Grau 0 (0%)	Ausência total de contratilidade.
	Grau 1 (10%)	Contração muscular visível ou palpável sem movimento.
	Grau 2 (25%)	Movimento total eliminando a gravidade.
	Grau 3 (50%)	Movimento total contra a gravidade.
	Grau 4 (75%)	Movimento completo contra a gravidade e resistência moderada.
	Grau 5 (100%)	Movimento completo contra a máxima resistência.

Tabela 11. Escalas de avaliação muscular (70).

- Ensaio de rutura e de resistência ativa (70):

- Teste de rutura: Aplicar resistência manual e pedir ao doente que mantenha a posição.
- Teste de resistência ativa: Aplicar uma resistência oposta à contração muscular até atingir o nível máximo tolerado.

- Considerações finais: O teste muscular manual é fiável na deteção de fraqueza grave, mas apresenta variabilidade em forças elevadas. O balanço muscular é útil para lesões neurológicas periféricas e medulares, mas não para lesões de origem encefálica, onde é necessária uma avaliação mais global e funcional (70).

10.1.4.   Medidas instrumentais para a avaliação muscular.

- Fita métrica: A fita métrica é utilizada para medir as alterações do volume muscular durante as fases de contração e de relaxamento. Esta ferramenta fornece dados sobre o tamanho do músculo e pode ajudar a monitorizar o progresso de um doente durante a reabilitação ou o treino (70).
- Dinamómetros: Os dinamómetros são instrumentos concebidos para medir a força isométrica que um músculo pode gerar. Ao avaliar a força isométrica, obtém-se uma medida exacta da capacidade do músculo para gerar tensão sem alterar o seu comprimento (70).
- Máquinas isocinéticas: As máquinas isocinéticas permitem realizar contracções musculares concêntricas (quando o músculo é encurtado) e contracções musculares excêntricas (quando o músculo é alongado) a uma velocidade constante ao longo de toda a amplitude de movimento articular. Estas máquinas oferecem a vantagem de ajustar a velocidade do movimento, o que permite a ativação de diferentes tipos de fibras musculares de acordo com a velocidade selecionada. Isto é útil para uma reabilitação precisa e para otimizar o desempenho desportivo (70).

11. <u>Avaliação funcional em fisioterapia</u>

11.1. Exame de estática.

11.1.1. A observação.

A observação é uma parte essencial da avaliação, pois fornece uma visão abrangente do paciente no seu estado mais natural, complementando a informação obtida através de avaliações mais estruturadas e específicas. O conceito de "normalidade" em termos de postura é complexo devido à diversidade entre indivíduos e à variabilidade que pode depender de factores como a idade, patologias, estado de fadiga, entre outros. O mesmo indivíduo pode inclusivamente apresentar variações posturais em diferentes momentos da sua vida. Este conceito está intimamente ligado ao morfotipo de cada pessoa. Caraterísticas que devem estar presentes numa postura corretamente alinhada (71):

- Olhar dirigido horizontalmente: A cabeça deve estar numa posição tal que o olhar seja dirigido horizontalmente.
- Alinhamento sagital: Occipital, região médio-dorsal e sacro. Estes pontos devem estar alinhados no plano sagital.
- Curvaturas sagitais fisiológicas:
    - Lordose cervical e lombar: Curvaturas para dentro nas regiões cervical e lombar.
    - Cifose dorsal: curvatura para fora da região dorsal.
- Alinhamento da cintura escapular e dos ombros: Os ombros e a cintura escapular devem estar alinhados horizontalmente.
- Alinhamento dos ossos ilíacos: Os ossos ilíacos também devem estar alinhados no eixo transversal.
- Ombros não enrolados: Não deve haver enrolamento vertical ou transversal da omoplata.
- Pélvis neutra: Posição intermédia da escala pélvica. A pélvis deve estar numa posição neutra, nem inclinada para a frente (anteversão) nem para trás (retroversão).
- Alinhamento da EIAS e da sínfise púbica: As espinhas ilíacas ântero-superiores direita e esquerda (EIAS) devem estar alinhadas com a sínfise púbica no mesmo plano.
- Joelhos alinhados em extensão 0°: Os joelhos devem estar alinhados sem flexão, recurvatum (hiperextensão), varo (curvatura) ou valgo (joelho em bota).

- Calcâneo sem varo ou valgo: Os calcanhares devem estar alinhados sem inclinação para dentro (varo) ou para fora (valgo).

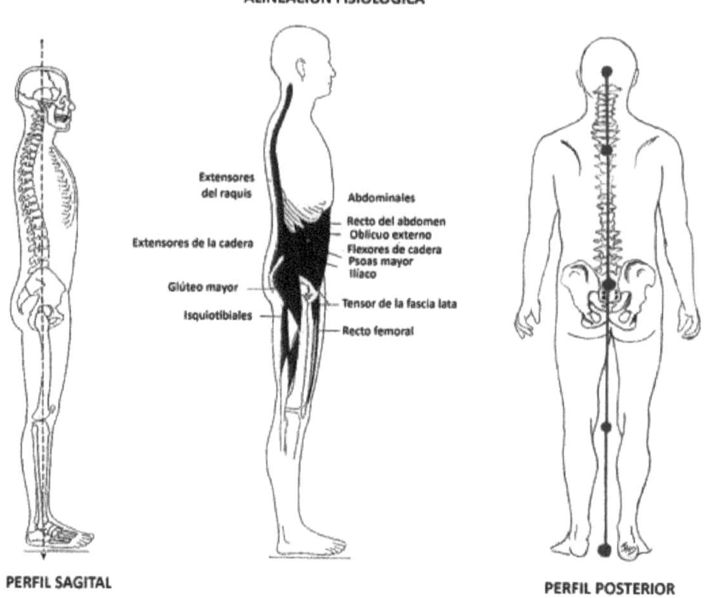

Figura 17. Alinhamento fisiológico ideal (9).

De seguida, descrevem-se os diferentes tipos de posturas típicas que podem ser observadas, bem como as suas caraterísticas e possíveis implicações clínicas (71):

- Síndrome da cruz superior (ou do ombro):
  - Caraterísticas: Elevação e protracção dos ombros, rotação e abdução das omoplatas, cabeça anteriorizada.
  - Implicações: Esta síndrome pode levar a problemas como dores no pescoço, dores de cabeça e disfunção da cintura escapular.

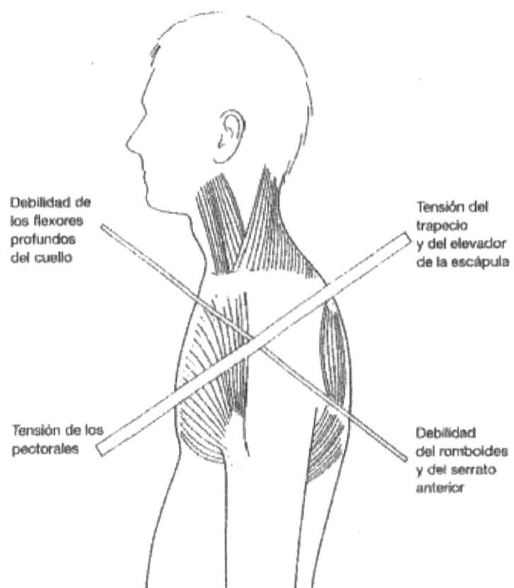

Figura 18: Morfologia da síndrome do cruzado superior (9).

- Postura de cifose-lordose (71):
  - Caraterísticas: Combinação de hiperlordose lombar e hipercifose torácica, semelhante às síndromes cruzadas superior e inferior.
  - Implicações: Esta postura pode causar dores generalizadas nas costas e problemas respiratórios devido à deslocação da caixa torácica.

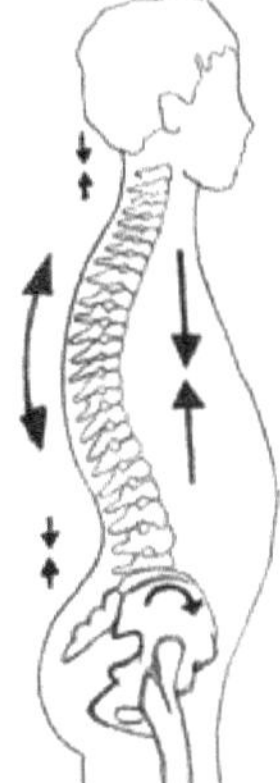

Figura 19. Postura de cifose-lordose (9).

- Síndrome cruzado inferior (ou pélvico) (71):
  - Caraterísticas: Anteversão pélvica, aumento da lordose lombar, semi-flexão das ancas.
  - Implicações: Este padrão pode estar associado a dores lombares, problemas na anca e disfunção dos músculos estabilizadores do tronco.

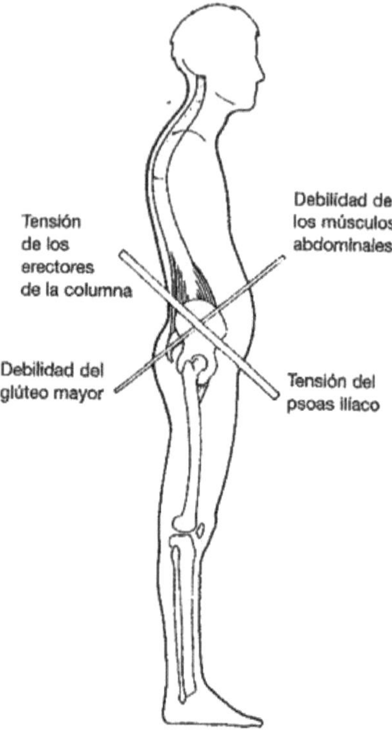

Figura 20: Morfologia da síndrome do cruzado inferior (9).

- Síndrome da camada (71):
  - Caraterísticas: alternância de músculos hipertróficos e hipotróficos; fraqueza dos estabilizadores da omoplata, dos erectores lombossacrais, do glúteo máximo e dos músculos abdominais.
  - Implicações: Pode levar a dores crónicas nas costas, instabilidade pélvica e problemas posturais globais.

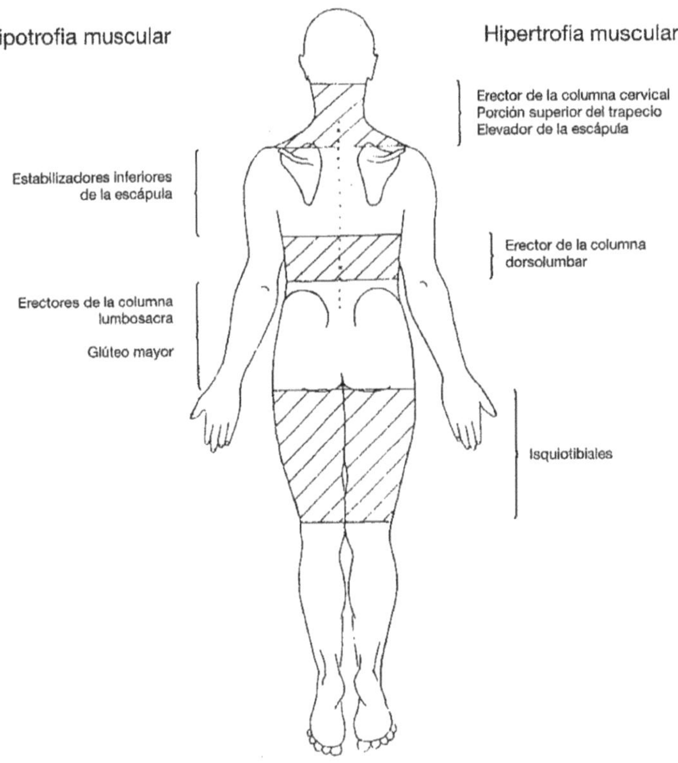

Figura 21. Postura do síndroma das camadas (9).

- Pose de Costas (71):
  - Caraterísticas: coluna cervical ligeiramente estendida, parte superior da coluna dorsal fletida, ausência de lordose lombar, inclinação posterior da bacia, extensão das ancas.
  - Implicações: Esta postura pode resultar de flexores da anca fracos e alongados e de isquiotibiais encurtados e fortes, contribuindo para dores lombares e disfunção da marcha.

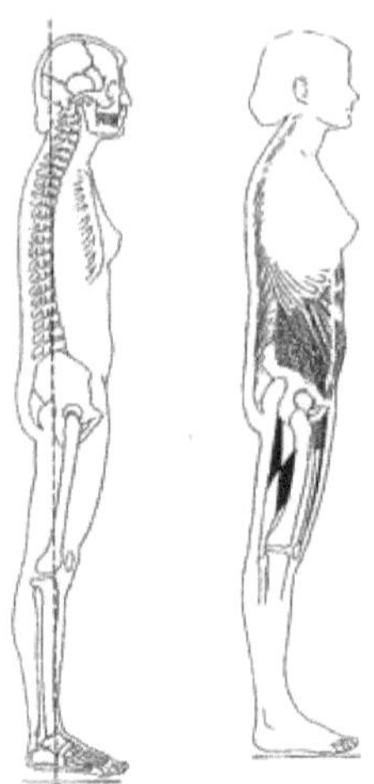

Figura 22. Postura lombar plana (9).

- Postura de costas oscilante (71):
  - Caraterísticas: Cabeça anteriorizada, coluna cervical em extensão, flexão e deslocamento posterior do tronco, inclinação posterior da bacia, hiperextensão das ancas.
  - Implicações: Relacionado com o alongamento e a fraqueza dos flexores da anca e dos músculos abdominais, e com o encurtamento dos isquiotibiais, causando instabilidade postural e dores lombares.

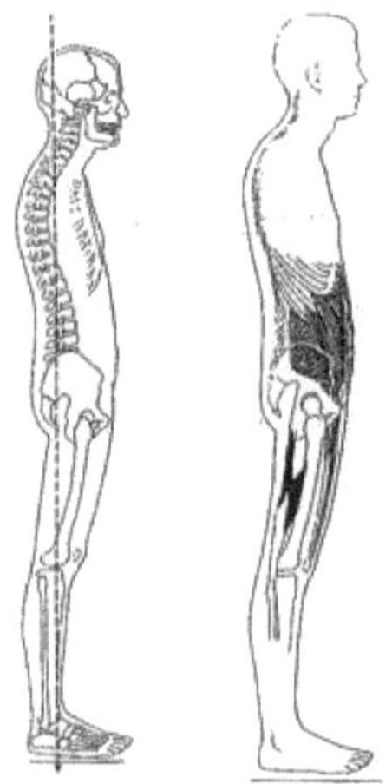

Figura 23. Postura oscilante das costas (9).

- Postura Lateralizada (71):

  • Caraterísticas: Ombro direito abaixado, escápula direita em descida e adução, curva dorsolombar convexa para a esquerda, inclinação pélvica lateral.

  • Implicações: Pode levar a desequilíbrios musculares entre os lados direito e esquerdo do corpo, afectando a simetria e a funcionalidade do tronco e dos membros inferiores.

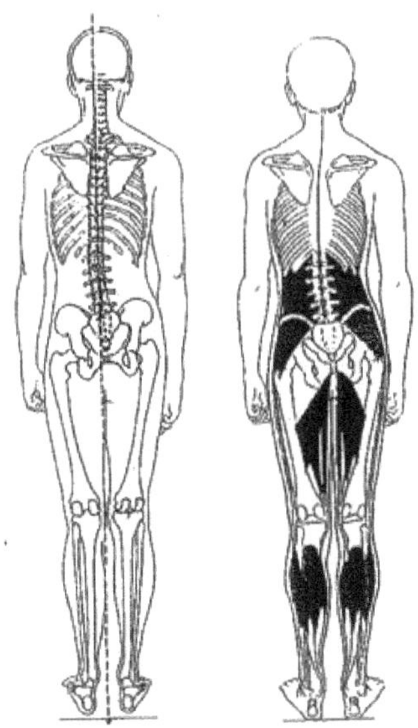

Figura 24. Postura lateralizada (9).

11.2. Avaliação da marcha normal

A marcha humana é a forma habitual de locomoção do ser humano, permitindo a deslocação em posição bípede com baixo esforço e mínimo dispêndio de energia. Este processo envolve movimentos alternados e rítmicos dos membros e do tronco, que facilitam o avanço do centro de gravidade do corpo. A unidade funcional básica da marcha é o ciclo da marcha ou passada, que compreende a sequência de movimentos entre dois contactos consecutivos do calcanhar do mesmo pé, compreendendo dois passos (72, 73).

Durante cada ciclo de marcha, cada perna passa por duas fases (72, 73):

- Fase de postura: A perna está em contacto com o solo, começando com o contacto do calcanhar e terminando com a saída do antepé. Esta fase inclui dois períodos de posição dupla (ambos os pés no chão) e dois períodos de posição monopodal (um pé no chão). Constitui aproximadamente 60% do ciclo.
- Fase de balanço: A perna sai do chão e avança para o apoio seguinte. Começa com a saída do pé e termina com o contacto seguinte do pé com o solo, constituindo os restantes 40% do ciclo.

A marcha é caracterizada pelo contacto constante de pelo menos um pé com o solo. A velocidades mais elevadas, a fase de postura bipodal diminui e pode desaparecer, marcando a transição para a corrida, onde não existem posturas bipodais e os períodos de postura monopodal alternam com momentos em que ambos os pés estão no ar (72, 73).

A unidade funcional básica da marcha é o ciclo da marcha. Este ciclo é definido como a sequência de eventos que ocorrem entre dois contactos consecutivos dos calcanhares do mesmo pé. Assim, uma passada longa inclui dois passos, compreendendo desde o contacto de um calcanhar até ao contacto do calcanhar oposto. A marcha consiste nas seguintes caraterísticas (72, 73):

- Comprimento da passada: A distância entre duas aterragens sucessivas do mesmo calcanhar.
- Comprimento do passo: Distância entre o apoio de um calcanhar e o do outro calcanhar.
- Largura do passo: Distância entre os pontos médios dos dois calcanhares em apoio.
- Ângulo de inclinação: Ângulo entre o eixo longitudinal do pé e a linha de marcha.
- Ritmo de marcha: Número de passos por minuto.
- Velocidade de marcha: Distância percorrida numa unidade de tempo. É o produto do comprimento da passada e da cadência da marcha.

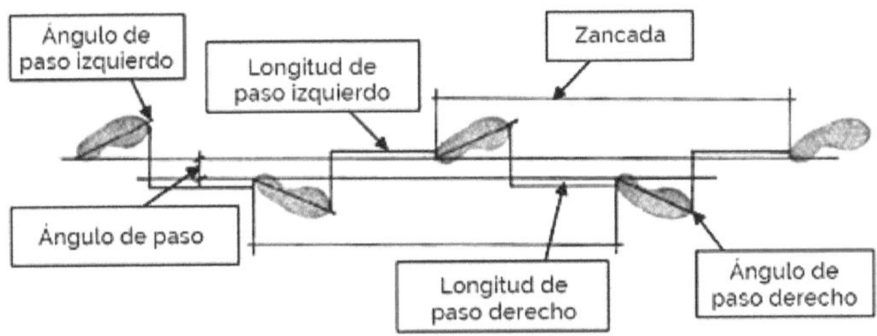

Figura 25. Parâmetros da marcha (73).

- Descrição Morfológica da Marcha (74):

Para a análise da marcha, o pé direito é normalmente tomado como referência. O ciclo começa com a primeira posição dupla (também conhecida como a fase de posição frontal de captura e travagem), que vai desde o contacto do calcanhar direito com o solo até à saída do pé esquerdo. Esta fase começa em 0% do ciclo e termina por volta dos 10%. Em seguida, entre 10% e 50% do ciclo, desenvolve-se a fase de postura monopodal (MID) do membro inferior direito. Esta fase começa com a saída do pé esquerdo (mais concretamente do primeiro dedo) e termina com o apoio do calcanhar do mesmo pé no solo, de modo a que o MID esteja em contacto com o solo enquanto o pé esquerdo realiza o seu período de balanço. Entre 50% e 60% do ciclo, tem lugar a segunda fase da postura bipodal (também designada por postura de impulsão posterior), desde a aterragem do calcanhar esquerdo até à saída do pé direito. O ciclo continua com a oscilação do DIM durante a postura monopodal no membro inferior esquerdo, desde a deposição do dedo do pé direito até à nova postura do calcanhar direito, o que corresponde a 100% do ciclo. Estas divisões do ciclo da marcha podem ser subdivididas em fases mais pequenas, tal como proposto por Perry em 1992.

O ciclo da marcha é analisado com referência ao pé direito e é dividido em fases de postura e de balanço (74).

- Fase 1. Fase de apoio (74):
  - Contacto inicial (0-2% do ciclo):
    - O pé direito toca no chão com o bordo do calcanhar.
    - O joelho está quase estendido, a anca fletida a 30° e a pélvis direita para a frente.
    - Músculos activos:

- o Erectores da coluna vertebral: gerem a flexão e a inclinação do tronco.
  - o Glúteo máximo: Ativar no final do swing para impulsionar a anca durante o contacto inicial e iniciar a extensão no apoio do peso.
  - o Glúteo médio: ativo na fase final do balanço e durante toda a fase de postura, estabiliza a pélvis com uma contração excêntrica isotónica, impedindo a sua oscilação lateral. Outros músculos como o glúteo mínimo, o tensor da fáscia lata e o quadrado lombar contralateral ajudam nesta estabilização.
  - o Adutor magno: Trabalha no final do balanço juntamente com o glúteo médio para manter o equilíbrio pélvico.
  - o Quadríceps: Contrai-se concentricamente no final do swing para estender o joelho antes do contacto com o calcanhar e controlar a flexão provocada pelos isquiotibiais.
  - o Isquiotibiais: Colaboram com os quadríceps, contraindo-se excentricamente no final do swing para controlar a extensão do joelho e depois concentricamente para fletir o joelho após o contacto com o calcanhar.
- Resposta à carga (2-10% do ciclo):
  - ▪ O pé direito entra em contacto total com o solo.
  - ▪ Músculos activos:
    - o Glúteo máximo: realiza a extensão da anca.
    - o Glúteo médio, glúteo médio, glúteo mínimo e tensor da fáscia lata: estabilizam a pélvis no plano frontal e o tensor da fáscia lata assegura igualmente a estabilidade lateral do joelho.
    - o Quadríceps: modula a flexão do joelho excentricamente.
    - o Peroneus longus e tibial posterior: activados no final da fase para controlar os movimentos do tornozelo no plano lateral durante a postura monopodal.
- Apoio médio (10-30% do ciclo):
  - ▪ O pé esquerdo descola e o pé direito suporta o peso do corpo.
  - ▪ Músculos activos:
    - o Glúteo máximo: contrai-se concentricamente no início do apoio monopodal, parando ao atingir a posição vertical.

- o Glúteo médio, glúteo médio, glúteo mínimo e tensor da fáscia lata: mantêm a pélvis estável no plano lateral.
  - o Quadríceps: contrai-se concentricamente para estender o joelho no início da fase.
  - o Isquiotibiais: regulam a extensão do joelho no início e, juntamente com os quadríceps, cessam a sua atividade no final da fase.
  - o Tríceps sural (principalmente o sóleo): controla o movimento anterior da tíbia sobre o tornozelo de forma excêntrica.
  - o Tibial posterior e peroneu: asseguram a estabilidade do pé.
- Apoio final (30-50% do ciclo):
  - A tíbia passa da vertical, o tornozelo flecte dorsalmente e o joelho e a anca estendem-se.
  - Músculos activos: psoas ilíaco, glúteo médio e glúteo mínimo, tensor da fáscia lata, tríceps sural, tibial posterior, peroneu e flexor longo dos dedos.
    - o Psoas iliacus: contrai-se excentricamente para parar a extensão da anca.
    - o Glúteo médio, glúteo médio, glúteo mínimo e tensor da fáscia lata: permanecem activos para estabilizar lateralmente a bacia, cessando no final da fase.
    - o Tríceps sural: contrai-se concentricamente com força para levantar o calcanhar e acelerar o corpo.
    - o Tibial posterior e peroneais laterais: permanecem activos.
    - o Flexor longo dos dedos e primeiro dedo do pé: contração concêntrica durante a saída do calcanhar para o dedo do pé.
- Pré-oscilação (50-60% do ciclo):
  - O pé direito prepara-se para a descolagem enquanto o calcanhar esquerdo toca no chão.
  - Músculos activos:
    - o Eretores da coluna vertebral: gerir a inclinação anterior do tronco após o contacto do calcanhar esquerdo.
    - o Flexores da anca (psoas): contraem-se concentricamente para impulsionar a perna para a frente.
    - o Quadríceps (reto femoral): contrai-se excentricamente para evitar a flexão do joelho causada pelo tríceps sural e ajuda o psoas na flexão da anca.

- o Tríceps sural e tibial posterior: contraem-se concentricamente para efetuar a flexão plantar do tornozelo e empurrar o pé para a frente.
  - o Peroneus lateralis longus: controla concentricamente a ação supinadora do tibial posterior durante a flexão plantar do tornozelo.
- Fase 2. Fase de oscilação (74):
  - Oscilação inicial (60-73% do ciclo):
    - O pé direito sai do chão e o membro é encurtado para evitar bater no chão.
    - Músculos activos:
      - o Psoas-ilíaco e adutor magno: contraem-se concentricamente para fletir a anca, encurtando o membro e impulsionando-o para a frente.
      - o Quadríceps (reto femoral): contrai-se excentricamente para controlar a flexão do joelho e ajuda na flexão da anca.
      - o Isquiotibiais: contrair concentricamente para fletir o joelho.
      - o Tibial anterior, extensor comum dos dedos e extensor digital do primeiro dedo do pé: efetuar a dorsiflexão para evitar que o pé bata no chão.
  - Oscilação média (73-87% do ciclo):
    - O pé direito move-se para a frente, o joelho começa a estender-se passivamente e o tornozelo atinge uma posição neutra.
    - Músculos activos:
      - o Psoas-ilíaco: apenas ativo no início da fase.
      - o Isquiotibiais: inicie uma contração excêntrica para parar a aceleração do membro para a frente.
      - o Tibial anterior, extensor comum dos dedos e extensor do primeiro dedo.
  - Oscilação final (87-100% do ciclo):
    - O pé direito prepara-se para o contacto com o solo, o joelho está estendido e o tornozelo está em posição neutra.
    - Músculos activos:
      - o Glúteo máximo, glúteo médio e glúteo mínimo: contraem-se para se prepararem para um novo contacto com o calcanhar.
      - o Quadríceps: estender o joelho para o primeiro contacto com o calcanhar.

o Isquiotibiais e poplíteos: contrair excentricamente para parar a extensão do joelho, com ativação máxima nesta fase.

o Tibial anterior, extensor comum dos dedos dos pés e extensor do primeiro dedo do pé: permanecem activos concentricamente para preparar o calcanhar para o contacto com o solo.

Esta descrição detalhada da marcha humana é essencial para a análise biomecânica e para o diagnóstico de alterações do padrão de marcha, o que, por sua vez, ajuda no planeamento de intervenções terapêuticas adequadas. Segue-se um quadro resumo das diferentes fases da marcha.

FASES DO CICLO DA MARCHA			
Fase de apoio			
Contacto inicial	**Ciclo de marcha**	0-2% do ciclo	
	Anca	30°	
	Joelho	0-5°	
	Tornozelo	0°	
	Atividade muscular	Erectores da coluna vertebral, glúteo máximo, glúteo médio, adutor magno, quadríceps, isquiotibiais	
	Função	Contacto do calcanhar com o solo	
Apoio inicial. Resposta à carga	**O ciclo da marcha**	2-10% do ciclo	
	Anca	30°	
	Joelho	20°	
	Tornozelo	5-10° de flexão plantar	
	Atividade muscular	Glúteo máximo, glúteo médio, glúteo médio, glúteo mínimo, tensor da fáscia lata, quadríceps,	

		perónio longo lateral e tibial posterior. 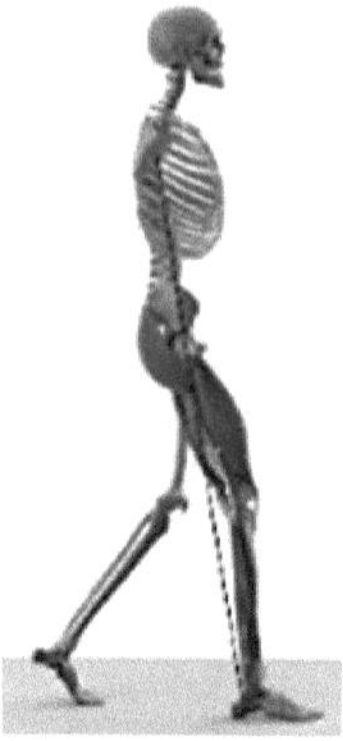
	Função	Absorção dos choques no joelho e no tornozelo. Transferência de carga e estabilidade da anca. Deslocação para a frente por meio de um rolo de calcanhar.
Apoio médio	**O ciclo da marcha**	10-30%
	Anca	10° 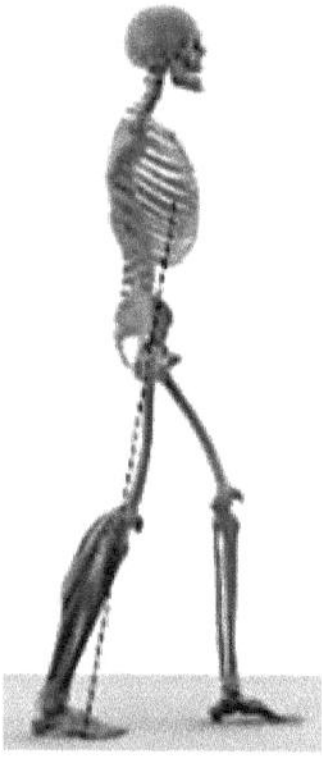
	Joelho	0-5°
	Tornozelo	5° de flexão dorsal
	Atividade muscular	Glúteo máximo, médio e mínimo, tensor da fáscia lata, quadríceps, isquiotibiais, tríceps sural, tibial posterior e peroneais.
	Função	Movimento para a frente através do controlo da tíbia. Deslocação do centro de gravidade para a frente através do rolamento do tornozelo.
Apoio final	**O ciclo da marcha**	30-50%
	Anca	10° de hiperextensão
	Joelho	0-5° de flexão
	Tornozelo	10° de flexão plantar 30° de extensão das articulações metatarsofalângicas

	Atividade muscular	Psoas ilíaco, glúteo médio e glúteo mínimo, tensor da fáscia lata, tríceps sural, tibial posterior, perónio e flexor longo dos dedos.
	Função	O segundo rolo gera um avanço, afastando o centro de gravidade da base de apoio e assegurando um comprimento de passada adequado. Flexão plantar controlada do tornozelo, levantando o calcanhar do chão.
Pré-oscilação	**Ciclo de marcha**	50-60%
	Anca	-10° de hiperextensão
	Joelho	40° de flexão
	Tornozelo	15° de flexão plantar
	Atividade muscular	eretor spinae, flexores da anca (psoas), quadríceps, tríceps sural, tibial posterior e peroneu lateral longo.
	Função	Flexão passiva do joelho de 40°. Flexão plantar do tornozelo.
Fase de balanço		
Oscilação inicial	**Ciclo de marcha**	60-73%
	Anca	15° de flexão
	Joelho	60-70° de flexão
	Tornozelo	5° de flexão plantar
	Atividade muscular	psoas-ilíaco, adutor magno, quadríceps,

		isquiotibiais e dorsiflexores.	
	Função	Flexão do joelho de, pelo menos, 55° para uma distância ao solo suficiente.	
Oscilação média	**Ciclo de marcha**	73-87%	
	Anca	25° de flexão	
	Joelho	25° de flexão	
	Tornozelo	0°	
	Atividade muscular	Psoas-ilíacos (inicialmente), isquiotibiais (excentricamente) e dorsiflexores.	
	Função	Aumentar a flexão da anca para 25°, movimento do tornozelo para a posição neutra.	
Oscilação final	**O ciclo da marcha**	87-100%	
	Anca	20° de flexão	
	Joelho	0-5° de flexão	
	Tornozelo	0°	
	Atividade muscular	Glúteo máximo, glúteo médio e glúteo mínimo	
	Função	Extensão do joelho até à flexão neutra e preparação para a fase de postura.	

Tabela 12. Resumo do ciclo completo da marcha com as diferentes fases (74).

- Comportamento da bacia, do tronco e dos membros superiores durante a marcha: Durante a marcha, a bacia, o tronco e os membros superiores executam movimentos coordenados nos três planos do espaço (74).
  - Pelve: No plano frontal, a pelve permanece em anteversão de 10-12° durante quase todo o ciclo, com variações de 4° para retroversão em apoio monopodal. Em relação ao plano frontal, são efectuados movimentos para cima e para baixo com uma amplitude de cerca de 5°. É horizontal no contacto inicial, eleva-se no final da fase inicial da postura e desce durante o pré-balanço e o balanço inicial, controlado pelos abdutores da anca. No plano transversal, a pélvis é rodada internamente durante o contacto inicial e externamente durante o pré-balanço.
  - Tronco: Efectua movimentos de rotação, inclinação e oscilação lateral. Existe um movimento contrário entre a cintura pélvica e a cintura escapular, com o ombro para a frente no contacto inicial e atrasado no pré-balanço.
  - Membros superiores: Efectuam movimentos de flexão e extensão de 45-50°. Os movimentos são sincronizados e opostos homolateralmente, ou seja, enquanto um membro superior se desloca para a frente, o membro inferior do mesmo lado desloca-se para trás. O cotovelo segue um padrão de flexão-extensão semelhante ao do ombro, embora com um ligeiro atraso.

  Este conjunto de movimentos garante a coordenação e o equilíbrio necessários para uma marcha eficaz (74).

- Deslocamento do centro de gravidade e factores de poupança de energia durante a marcha: O centro de gravidade do corpo está localizado perto da segunda vértebra sacral, a aproximadamente 55% da altura da pessoa em relação ao solo. Durante a marcha, este centro não segue uma linha reta, mas forma uma curva sinusoidal dupla nas direcções crânio-caudal e látero-medial, com uma amplitude de 5 cm e 4 cm, respetivamente. O ponto mais alto da curva situa-se na fase intermédia da posição monopodal, enquanto o ponto mais baixo se situa na fase de posição dupla. Para reduzir o consumo de energia e tornar a marcha mais eficiente, existem seis mecanismos que reduzem a amplitude das deslocações do centro de gravidade, conhecidos como "determinantes da marcha" ou "mecanismos de otimização da marcha":

- Rotação pélvica no plano transversal: A pélvis roda cerca de 4° durante a flexão-extensão da anca, alongando a marcha sem aumentar a deslocação vertical do centro de gravidade.
- Inclinação pélvica no plano frontal: A pélvis inclina-se cerca de 5° para o lado do balanço durante o apoio monopodal, reduzindo a deslocação para cima do centro de gravidade.
- Flexão do joelho na fase de apoio: O joelho flecte cerca de 15° após o contacto inicial com o calcanhar, diminuindo a oscilação vertical do centro de gravidade.
- Coordenação dos movimentos do tornozelo e do joelho: a sincronização destes movimentos evita a desaceleração e o arranque brusco do centro de gravidade no início e no fim da postura.
- Movimentos do pé e do tornozelo: A flexão plantar do tornozelo no contacto com o calcanhar e a dorsiflexão no arranque do pé permitem uma deslocação mais suave do centro de gravidade.
- Deslocação lateral da bacia: A bacia desloca-se lateralmente para alinhar o centro de gravidade com o calcanhar de apoio, reduzindo a base de apoio e as deslocações laterais.

Além disso, foi proposto que a travagem dos membros superiores deve ser considerada um fator determinante da marcha, uma vez que ajuda a reduzir o gasto de energia e a deslocação vertical do centro de gravidade durante a marcha.

11.3. Escalas para avaliação da marcha

O estudo da marcha é essencial para o diagnóstico de doenças neurológicas e músculo-esqueléticas e para a avaliação das intervenções nos doentes. A marcha pode ser avaliada através de:

- Avaliação observacional: A observação direta ou as gravações permitem identificar alterações nos padrões de movimento.
- Escalas normalizadas:

- Rivermead Visual Gait Assessment (RVGA): Inclui 20 itens que avaliam os membros inferiores, o tronco e os membros superiores, com pontuações de 0 (normal) a 3 (deficiência grave) (75).
- Wisconsin Gait Scale (WGS): Consiste em 13 itens que avaliam o membro inferior em diferentes fases da marcha e um item para a utilização de dispositivos de assistência (76).
- Ferramenta de Avaliação e Intervenção da Marcha (GAIT): contém 31 itens que avaliam os membros inferiores, os membros superiores e o tronco nas fases de postura e de balanço, com diferentes escalas ordinais (77).
- Escala de Marcha de Tinetti (TGS): Avalia a marcha e o equilíbrio (78).
- Gait Abnormality Rating Scale (GARS): Concebida para avaliar as anomalias da marcha em doentes geriátricos (79).
- Avaliação instrumental (80):
  - Electrogoniómetros: medem a amplitude da articulação em repouso e dinamicamente.
  - Acelerómetros: medem a orientação, a posição e a aceleração de um objeto.
  - Sistemas de fotogrametria e videogrametria: utilizam marcadores e câmaras para reconstruir digitalmente o movimento em três dimensões.
  - Plataformas dinamométricas: medem as forças exercidas contra o solo e a força de reação do solo.
  - Eletromiografia dinâmica: Analisa a ativação muscular e a intensidade do esforço durante a marcha.
  - Podoscópios electrónicos: Dispositivos ligados ao calçado que fornecem informações sobre a distribuição das pressões plantares durante a marcha.

11.4. Avaliação da marcha patológica

O padrão da marcha é específico de cada indivíduo e é influenciado por factores intrínsecos (idade, sexo, etc.), extrínsecos (terreno, calçado, carga transportada, etc.), psicológicos e patológicos (neurológicos, músculo-esqueléticos, etc.) que podem causar alterações temporárias ou permanentes. As causas da marcha patológica são a dor, as anomalias músculo-esqueléticas, as lesões neurológicas (centrais e periféricas).

Existem diferentes tipos de marcha patológica (73, 74, 81):

- Marcha de passo (também conhecida como marcha equina, de pé caído, tética ou de soldado): O apoio é fornecido pelo dedo do pé ou pela sola do pé. Caracteriza-se por uma batida inicial do pé devido a uma queda do antepé na fase de balanço e uma flexão exagerada da anca e do joelho para evitar que o dedo do pé toque no chão, devido à perda de dorsiflexão do tornozelo por fraqueza da musculatura dorsiflexora do pé. Esta marcha ocorre em doentes com radiculopatia de L5, neuropatia ciática ou peroneal profunda e polineuropatias (alcoolismo, deficiência de vitamina B12 e diabetes).

- Marcha hemiparética ou de ceifeira (scything): A marcha hemiparética ou de ceifeira, também conhecida como scything, resulta de uma lesão unilateral da via corticoespinal ou do córtex motor. Caracteriza-se por um movimento de circundução da anca devido a um aumento do tónus na extensão do joelho e na flexão plantar do tornozelo. Esta marcha é observada em doentes com hemiplegia ou paresia da extremidade inferior. Durante todo o ciclo da marcha, o membro inferior afetado permanece estendido. Podem ser identificados dois problemas principais:

  - Na fase de postura, ao transferir o peso, não ocorre uma reação de equilíbrio adequada, o que resulta numa elevação do centro de gravidade e numa descida da pélvis para o lado oposto devido à falta de força dos músculos abdutores.

  - Durante a fase de balanço, a perna executa um movimento circular e a bacia eleva-se para compensar o movimento. Para contrariar esta compensação, é necessário fletir o joelho com a anca estendida, mantendo a bacia em posição, e depois trazer o joelho fletido para a frente com a flexão dorsal do pé, descrevendo assim um movimento em forma de cone.

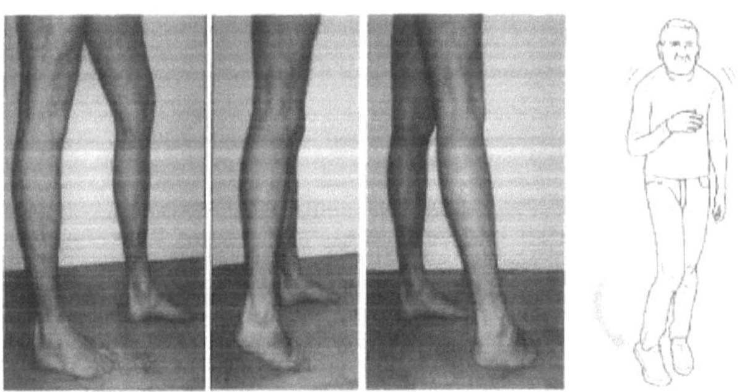

Figura 26. Padrão de marcha hemiparético ou ceifeiro (74).

- Marcha festatória (propulsiva, acelerada, parkinsoniana): A doença de Parkinson é uma doença degenerativa crónica, progressiva e irreversível que afecta as vias dopaminérgicas do cérebro. É a segunda doença neurodegenerativa mais comum depois da doença de Alzheimer. Não existe um marcador clínico definitivo para o diagnóstico. As lesões mais caraterísticas da doença de Parkinson são a despigmentação da substância negra e do locus coeruleus devido à perda de neurónios. Os corpos de Lewy, inclusões citoplasmáticas arredondadas, são observados nos neurónios remanescentes. O principal problema bioquímico da doença de Parkinson é a redução da dopamina na substância negra e no estriado, o que dificulta a execução dos movimentos e provoca rigidez. Isto deve-se a uma diminuição das enzimas que sintetizam a dopamina, enquanto as enzimas que a degradam permanecem normais, o que resulta num desequilíbrio entre a dopamina e a acetilcolina.
James Parkinson descreveu em 1817 os distúrbios posturais e de marcha da doença de Parkinson: flexão do queixo em direção ao peito, tronco inclinado para a frente, passos curtos e rápidos e a transição de uma marcha normal para uma marcha quase corrida. Atualmente, reconhece-se que a postura típica dos doentes de Parkinson é a flexão do tronco e dos membros e uma base de apoio estreita. A marcha é geralmente normal nas fases iniciais da doença, mas uma perturbação precoce e grave da marcha sugere outros diagnósticos possíveis. Os problemas de marcha e a instabilidade postural na doença de Parkinson têm causas multifactoriais, relacionadas com a alteração dos reflexos de endireitamento, a rigidez e a acinesia. Sintomas como acinesia, hipocinesia, bradicinesia, dificuldade com movimentos

simultâneos e sequenciais e hipersensibilidade a estímulos externos que causam bloqueios motores afectam a mobilidade e a independência nas actividades diárias, prejudicando a qualidade de vida.

- Caraterísticas da marcha na doença de Parkinson
  - Membros superiores: Diminuição da braquiação, um dos primeiros sinais da doença.
  - Membros inferiores: Variabilidade temporal e espacial na regularidade e estabilidade da marcha, com passos curtos, pouca elevação dos pés e diminuição da velocidade.
  - Congelamento: Dificuldade em iniciar a marcha, que está frequentemente associada a viragens e pode levar a quedas.
  - Festinação: Passos curtos e rápidos, especialmente quando se tenta realizar outra tarefa em simultâneo.
  - Arritmocinesia: incapacidade de manter um ritmo constante em movimentos repetitivos, considerada um preditor de quedas.

A identificação e avaliação corretas dos padrões de marcha alterados são essenciais para melhorar a simetria do padrão locomotor e a independência do doente. As escalas de avaliação da marcha incluem a Escala de Atividade de Parkinson Modificada (M-PAS), o Timed Up and Go (TUG), o Mini-BESTest, entre outras.

Os doentes com doença de Parkinson sofrem mais quedas do que a população em geral da mesma idade. Estas quedas estão relacionadas com a progressão da doença, com as complicações do tratamento medicamentoso e com o envelhecimento. Uma avaliação clínica complementada pela administração de escalas é essencial para melhorar a gestão terapêutica destes doentes.

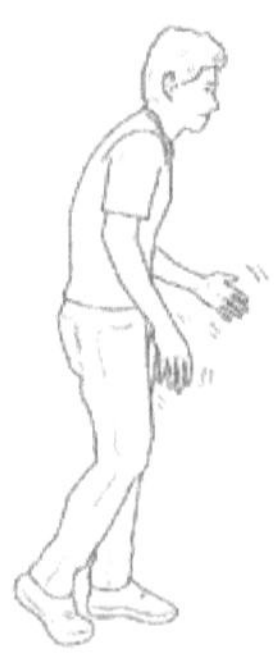

Figura 27. Padrão de marcha festinante (74).

- Marcha de Trendelemburg: Observada em doentes com coxartrose ou fraqueza do glúteo médio, caracterizada por uma queda pélvica para o lado do balanço e uma inclinação compensatória do tronco para o lado afetado. No plano frontal, a queda contralateral durante a fase de balanço devido à insuficiência homolateral do glúteo médio é frequentemente acompanhada por uma inclinação homolateral do tronco. Isto torna-se um padrão de marcha de Trendelenburg. As alterações na pélvis, anca, joelho e pé podem afetar o ângulo de progressão do pé, o que pode resultar numa perda do alinhamento adequado durante a marcha.

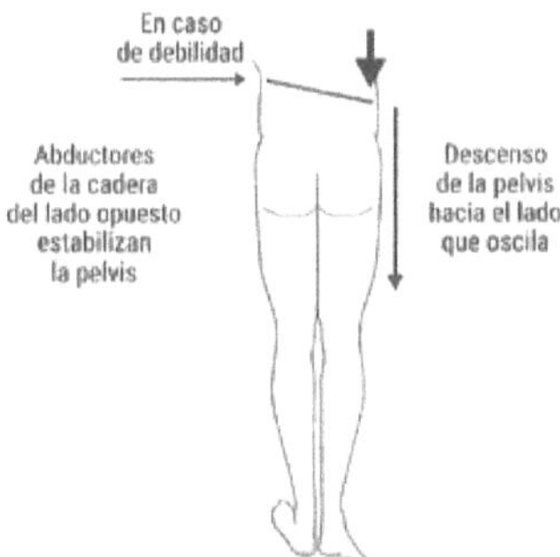

Figura 28. Padrão de marcha de Trandelemburg (74).

- Marcha atáxica cerebelar (cambaleante, ziguezagueante, marcha embriagada):
A marcha atáxica é comum em pessoas com lesões cerebelares. A disfunção cerebelar pode ter várias causas, como problemas vasculares, traumatismos, infecções, toxicidade, perturbações metabólicas, imunitárias ou tumorais. As pessoas com ataxia cerebelosa apresentam uma marcha instável com passos irregulares e uma base de apoio alargada (pés demasiado afastados para se equilibrarem). Não conseguem andar em linha reta e têm uma marcha irregular. Caminham com as pernas afastadas e os braços afastados do corpo, com passos curtos e instáveis, como se estivessem embriagados, e tendem a cair para trás, mas não apresentam o sinal de Romberg. O tronco balança para ambos os lados e tendem a

desviar-se para um dos lados quando andam. Dependendo da localização das lesões cerebelares, os sintomas clínicos variam:

- As lesões no vérmis, no lobo floculonodular ou no núcleo fastigial afectam principalmente o equilíbrio e a marcha (cambaleante, ziguezagueante).
- As lesões hemisféricas caracterizam-se por uma dismetria dos membros sem um desequilíbrio claro do eixo do corpo.

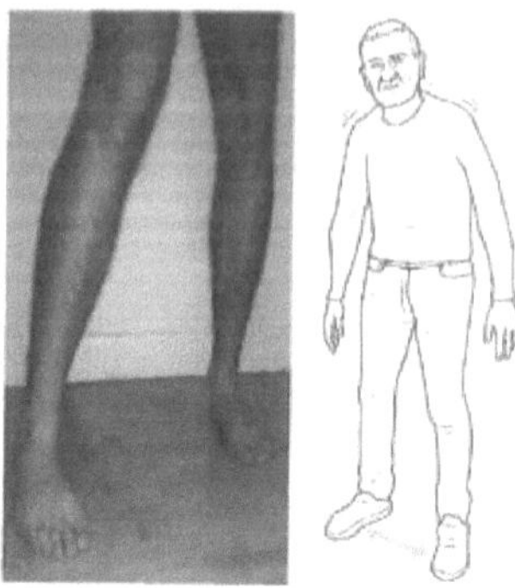

Figura 29. Padrão de marcha atáxica (74).

- Marcha atáxica topética (batida do calcanhar): Devido a perturbações da sensibilidade propriocetiva, o doente levanta os membros demasiado alto e deixa-os cair abruptamente, o que resulta numa batida do calcanhar.
- Marcha apráxica: A marcha apráxica é um tipo de perturbação do movimento que apresenta várias caraterísticas distintivas. Uma das principais dificuldades enfrentadas pelas pessoas com este tipo de marcha é a iniciação do movimento. Os doentes têm muitas vezes dificuldade em dar o primeiro passo, o que pode levá-los a ficar parados durante vários segundos antes de conseguirem começar a andar. Outra caraterística notável é o abrandamento da velocidade da marcha. Ao contrário de uma marcha normal, as pessoas com marcha apráxica deslocam-se a um ritmo muito mais lento. Os seus passos tendem a ser curtos e descoordenados, o que os impede de manter um ritmo constante e fluido. A marcha baralhada é outra caraterística comum da marcha apráxica. Os doentes não levantam corretamente os pés do chão quando andam, o que faz com que os pés se arrastem. Este arrastamento pode aumentar o risco de tropeções e quedas, uma vez que os pés podem facilmente ficar presos em obstáculos no chão. Para compensar a instabilidade, as pessoas com uma marcha apráxica

aumentam frequentemente a sua base de apoio. Isto significa que caminham com os pés mais afastados do que o normal, o que os ajuda a manter o equilíbrio. No entanto, esta adaptação pode fazer com que a marcha pareça mais desajeitada e descoordenada. Além disso, as pessoas com uma marcha apráxica têm grande dificuldade em fazer curvas. Mudar de direção pode ser especialmente difícil, uma vez que a coordenação necessária para executar estes movimentos está frequentemente comprometida. Esta dificuldade é agravada pela perda de controlo postural do tronco, o que faz com que este se incline ou balance de forma inadequada ao caminhar.

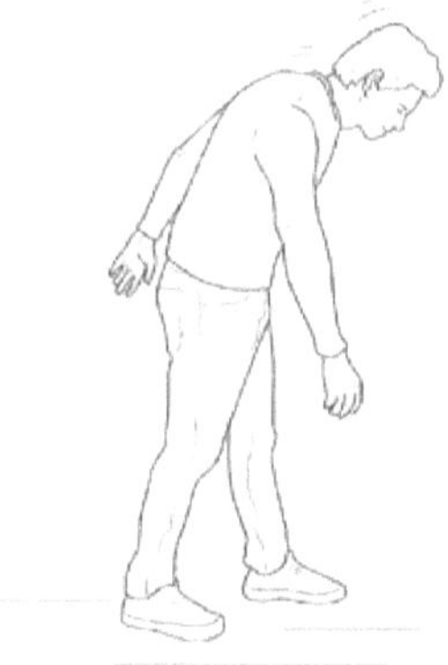

Figura 30 - Marcha apráxica (74).

- Marcha dançante: Caraterística da esclerose múltipla, combina rigidez e falta de coordenação com movimentos espásticos e atáxicos.
- Marcha espástica ou em tesoura: É observada em lesões bilaterais da via piramidal. Nestes casos, as pernas estão ligeiramente dobradas nos joelhos e movem-se com uma adução marcada dos músculos devido a hipertonia adutora grave. O doente caminha com passadas curtas e joelhos juntos, de modo que os membros inferiores tendem a cruzar-se durante a marcha (por isso, também chamada "marcha em tesoura"). O tronco oscila constantemente para os lados para poder avançar. O movimento dos membros é lento e rígido, o que implica um risco elevado de queda. O movimento é muito difícil e trabalhoso, implicando um gasto de energia considerável e uma fadiga precoce. Dado que o comprometimento da marcha é um dos sintomas que mais prejudica a qualidade de vida das pessoas com lesão cerebral, é

necessário identificar objetivamente os padrões motores alterados durante a marcha, a fim de os restaurar e, assim, melhorar a simetria do padrão locomotor e a independência dos doentes.

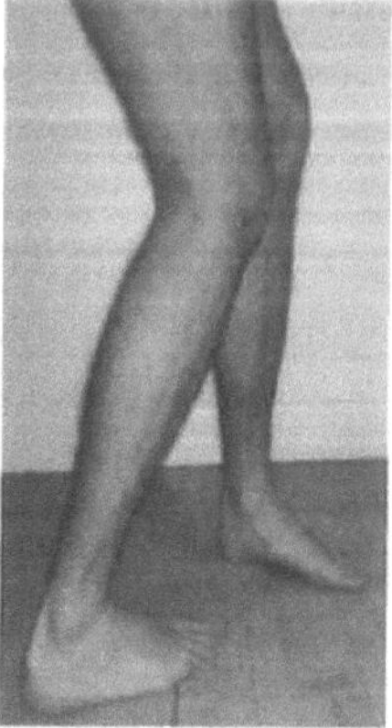

Figura 31. Padrão de marcha espástica ou em tesoura (74).

- Marcha de galo: Caracterizada por apoio dos dedos dos pés e oscilação do membro inferior com movimentos de rotação e inclinação do tronco.
- Marcha antálgica: Devido à dor, a fase de apoio é encurtada e o balanço do membro contralateral é reduzido.
- Marcha de Chalan: Um tipo de marcha antálgica em que o membro se apoia ligeiramente no chão para evitar a batida do calcanhar, típica da ciática.
- Marcha metatarsal: Evitar o apoio do antepé devido a dores no antepé.
- Marcha em estrela: Nas perturbações vestibulares, os doentes tendem a desviar-se para o lado afetado durante a marcha.
- Marcha do pato-real (pato, rei da comédia, pinguim): Observada em distrofias musculares e síndromes miopáticas. As distrofias musculares e as síndromes miopáticas são causadas por doenças genéticas que levam a disfunção e fraqueza muscular progressivas, evidenciadas por alterações distróficas na biopsia muscular. Estas doenças devem-se a mutações que afectam os genes do complexo distrofina-glicoproteína (que engloba o sarcolema) ou os genes envolvidos na glicosilação do α-distroglicano, no splicing do RNA e noutras actividades enzimáticas.

A distrofia muscular de Duchenne é um dos tipos mais comuns e graves de distrofia muscular. A fraqueza muscular nesta doença afecta principalmente o tronco e a cintura pélvica, com um impacto significativo na musculatura glútea. Este padrão de fraqueza resulta numa marcha caraterística conhecida como "marcha bamboleante".

- Caraterísticas da marcha de Duchenne:
  - Balanço do tronco: Os doentes apresentam um balanço significativo do tronco ao caminhar devido à fraqueza dos músculos glúteos.
  - Pés afastados: Para compensar a fraqueza e manter a estabilidade, os doentes caminham com os pés afastados.
  - Hiperlordose lombar: A fraqueza da musculatura do tronco provoca uma curvatura excessiva da zona lombar.
- Sinal de Gowers: Quando se pede ao doente para se sentar a partir de uma posição sentada ou do chão, é típico observar o sinal de Gowers. Este sinal consiste no facto de o doente usar as mãos para "trepar" pelas suas próprias pernas, apoiando-se nos joelhos para se levantar devido à fraqueza muscular da cintura pélvica e do tronco.

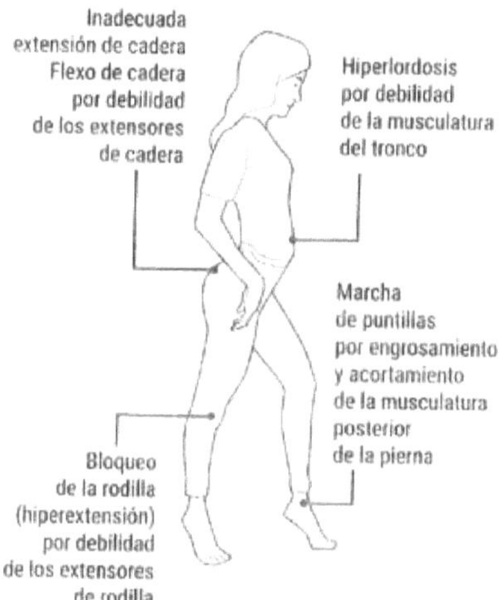

Figura 32. Padrão de marcha do pato ou do pato-real (74).

- Marcha salutatória (marcha de saudação): observada em doentes com flexão da anca ou paralisia do quadríceps, compensada por flexores plantares do pé e movimentos do tronco.

- Marcha de empurrão extensor (paralisia do glúteo máximo): O doente empurra o tronco para trás após o contacto inicial para manter a extensão da anca.
- A marcha histérica: variável e com caraterísticas mistas, sem correlação com achados físicos, indica uma perturbação psicogénica.
- Marcha de Charlot (palhaço): Devido à rotação externa excessiva do fémur, o doente caminha com os dedos dos pés virados para fora.
- Marcha coreica: movimentos amplos e contínuos da face, do tronco e dos membros, como na coreia de Sydenham e na doença de Huntington.
- Marcha distónica: Na distonia, com apoio no bordo externo do pé, flexão plantar excessiva ou elevação excessiva dos membros inferiores. Em fases avançadas, pode ocorrer torção do tronco e aumento da lordose lombar.

11.5. Treino de marcha

O treino da marcha após uma lesão ou disfunção corporal deve ser efectuado de forma progressiva e individualizada. Este tipo de treino visa restaurar a capacidade de caminhar de forma eficaz e segura, o que é essencial para a autonomia e a qualidade de vida da pessoa afetada. Os aspectos essenciais a ter em conta durante este processo são descritos a seguir (82).

A capacidade de deambulação é essencial para a interação com o meio ambiente e para a manutenção da saúde. Vários processos patológicos podem alterar ou reduzir a capacidade de locomoção, pelo que o principal objetivo da reabilitação é restaurar esta capacidade para a melhor condição possível. Para se conseguir uma marcha funcional, devem ser cumpridos os seguintes requisitos (82):

- Suporte de peso: Os membros inferiores devem ser capazes de suportar o peso do corpo.
- Ritmo locomotor: É necessário gerar um ritmo de marcha que impulsione o corpo na direção desejada.
- Equilíbrio dinâmico: Manter o equilíbrio durante o movimento é crucial.
- Adaptação ao ambiente: A marcha deve adaptar-se às exigências do ambiente e à mudança de tarefas.

O treino da marcha deve basear-se numa avaliação sistemática para identificar as deficiências funcionais e as suas possíveis causas. Isto permite a conceção de intervenções fisioterapêuticas destinadas a corrigir desvios específicos. Devido à diversidade dos doentes e das condições, as estratégias podem variar muito (82).

- Treino progressivo da marcha: O treino progressivo centra-se no desenvolvimento de uma postura erecta e baseia-se num esquema de progressão que aumenta gradualmente de dificuldade. Inicialmente, são utilizadas bases de apoio largas e um centro de gravidade baixo. Posteriormente, a base de apoio é reduzida e o centro de gravidade é elevado para aumentar o desafio.
- Mobilidade: Inicialmente, o movimento é assistido manualmente até se atingir uma determinada posição.
- Estabilidade: Trabalhar para manter a postura contra a gravidade.
- Estabilidade Dinâmica: Centra-se na manutenção do equilíbrio durante a deslocação do peso durante os movimentos.
- Capacidade: O objetivo é realizar a postura com um bom controlo motor e estabilidade.
- O treino progride de movimentos guiados ou assistidos para movimentos activos, depois resistidos e independentes. A progressão e a seleção dos exercícios devem ser individualizadas.

Os seguintes aspectos devem ser trabalhados (82):

- Elevação pélvica
  - Posição inicial: O doente está deitado em posição supina, com as ancas e os joelhos fletidos e os pés apoiados num tapete.
  - Execução: A elevação da bacia a partir desta posição fortalece a musculatura extensora glútea e lombar, e ajuda na transferência da posição sentada para a posição de pé.
  - Progressão: Começar com os braços em abdução para aumentar a base de apoio e a assistência manual. Em seguida, passar a exercícios activos com resistência aplicada às cristas ilíacas ou aos joelhos.
- Quadrupedia
  - Posição inicial: Apoiar-se nos joelhos e nas palmas das mãos, com os cotovelos estendidos.

- Execução: Esta postura permite carregar o peso sobre as mãos e a parte inferior do tronco. Pode ser progredida efectuando movimentos mediolaterais e craniocaudais do tronco e elevando os membros.
- Sentado
  - Posição inicial: Controlo postural estático e dinâmico com as ancas e os joelhos em flexão e os pés apoiados numa superfície.
  - Execução: Passar de uma posição supina para uma posição sentada com apoio das mãos. Em seguida, efetuar deslocações do peso do corpo em várias direcções com menos apoio dos braços.
- De pé
  - Posição inicial: O doente deve ser adaptado a uma postura erecta, começando com exercícios em posição de pé e deslocando o peso do corpo em diferentes direcções.
  - Execução: Progredir com passos para a frente ou para trás e subir degraus. Incorporar actividades de equilíbrio e ajustar a postura para melhorar a estabilidade e o controlo motor.

- Transferência de sentado para de pé
  - Execução: Envolve o movimento do tronco para a frente com os pés ligeiramente atrás dos joelhos. O terapeuta pode ajudar manualmente o paciente para facilitar o movimento.
- Treino repetitivo e suporte parcial do peso corporal: Uma modalidade comum é o treino repetitivo com suporte parcial do peso corporal, que pode ser efectuado com um tapete rolante ou dispositivos robóticos. Em ambos os casos, o peso do doente é parcialmente suspenso durante a marcha, permitindo ao terapeuta ajudar com movimentos alterados e proporcionar estabilidade.
- O treino deve centrar-se em funções específicas da marcha:
  - Receção de pesos: Trabalhar a extensão da anca, a queda pélvica, a flexão do joelho e a flexão plantar do tornozelo.
  - Propulsão e passada: Concentrar-se na extensão da anca, na flexão do joelho, na queda controlada do pé e na flexão plantar para facilitar o balanço dos membros inferiores.

- Estabilidade e alinhamento: Assegura o alinhamento do centro de gravidade com as articulações e controla as forças de reação do solo para manter a estabilidade durante a marcha.

O treino da marcha é um processo complexo que deve ser adaptado às necessidades individuais do doente. Uma avaliação exacta, uma progressão adequada dos exercícios e a atenção às funções específicas da marcha são essenciais para conseguir uma reabilitação eficaz e melhorar a qualidade de vida dos doentes.

12.   <u>Referências bibliográficas</u>

1. Gallego, T. (2007). Bases teóricas e fundamentos da fisioterapia. Panamericana. ISBN: 978-84-7903-976-9
2. Meliá, J.F. (2008). História da fisioterapia. ISBN: 978-84-612-2984-0
3. Raposo, I., et al. (2001). A Fisioterapia em Espanha durante os séculos XIX e XX até à integração nas escolas universitárias de Fisioterapia. 23(4): 206-217.
4. Chillón, R., Rebollo, J., Meroño, A.J. (2008). Abordagem à história da fisioterapia espanhola a partir de fontes documentais. Revista cuestiones de fisioterapia. 37(3).
5. Ministério da Saúde e do Consumo (2002). Real decreto 1001/2002, de 27 de septiembre, por el que se aprueban los estatutos generales del consejo general de colegios de fisioterapeutas. Madrid.
6. Bispo, J.P. (2021). Fisioterapia nos sistemas de saúde: referencial teórico e fundamentos para uma prática integral. Revista de Saúde Coletiva. ISSN: 1669-2381
7. Vargas, M.D. (2020). História clínica e avaliação em fisioterapia. Revista NPunto. 31(3).
8. Daza, J. (2007). Avaliação clínico-funcional do movimento do corpo humano. Panamericana. ISBN: 958-9181-61-4
9. Vicente, M.T., et al. (2018). Avaliação da dor: Revisão comparativa de escalas e questionários. Revista da Sociedade Espanhola de Dor. 24(4): 228-236
10. Chaitow L. (2001). Terapia manual: Avaliação e diagnóstico. Madrid: McGraw-Hill Interamericana. ISBN: 9788448603595
11. Borrel, F. (2017). Entrevista clínica: Manual de estratégias práticas. SemFYC. ISBN: 84-96216-44-6
12. Karcioglu, O., et al. (2018). Uma revisão sistemática das escalas de dor em adultos: qual usar? Jornal Americano de Medicina de Emergência.
13. Petty, N., Moore, A. (2003). Exame e avaliação neuromusculoesquelética: Um manual para terapeutas. McGraw-Hill. ISBN: 84-486-0560-8
14. Bickley, L., Szilagyi, P. (2017). Guia de exame físico e histórico médico 12ª edição. Wolters Kluwer. ISBN: 978-84-16781-67-6
15. Herrero, V., Delgado, S., Bandrés, F., Ramírez, M.V., Capdevila, L. (2018). Avaliação da dor. Revisão comparativa de escalas e questionários. Revista sociedad española del dolor. 25(4): 228-236.

16. Viel, E. (2006). Diagnóstico fisioterapêutico. Conceito e aplicação na prática livre e hospitalar. Barcelona Masson. ISBN: 9788445807750.

17. Santamaría, A., García, E., Pérez, M., Pacheco, C. (2020). Diagnóstico fisioterapêutico baseado na teoria geral dos sistemas. FisioGía. 7(1): 11-17.

18. Jiménez, E. (2016). Guía metodológica para elaborar el diagnóstico fisioterapéutico según la Clasificación Internacional del Funcionamiento (CIF), de la discapacidad y de la salud. Gaceta médica Bolivia. 39(1): 46-52.

19. Jiménez, M.T., González, P., Martín, J.M. (2002). A classificação internacional de incapacidade e funcionamento da saúde. Revista española publica. 76(4): 271-279.

20. Vázquez, J.L. (2001). Classificação Internacional de Funcionalidade, Incapacidade e Saúde (OMS). Ministério do Trabalho e dos Assuntos Sociais. ISBN 9241545445

21. Organização Mundial de Saúde (OMS) (2001). A Classificação Internacional de Funcionalidade, Incapacidade e Saúde. ISBN 9241545429

22. Díaz, M.J. (2005). A equivalência dos testes de avaliação com a classificação internacional de funcionalidade, incapacidade e saúde. Revista iberoamericana fisioterapia kinesiología. 8(1):36-43.

23. Trigás, M., Ferreira, L., Meijide, H. (2011). Escalas de avaliação funcional no idoso. Galicia clinica. 72(1):11-16.

24. Bernejo, F., Porta, J., Díaz, J., Martínez, P. (2008). Más de cien escalas en neurología. 2ª edição Madrid: Série Manuales.

25. Mathoney, F.I., Barthel D.W. (1965). Avaliação funcional: O Índice de Barthel: um índice simples de independência útil para avaliar a melhoria na reabilitação de doentes crónicos. Jornal médico do estado de Maryland; 1965.

26. Lawton, M.P., Brody, E.M. (1970). Assessment or folder people: self-maintaining and instrumental activities of daily living. Investigação em enfermagem. 19(3): 278.

27. Cabañero, M.J. Cabrero, J., Richart, M., Muñoz, C. (2008). Revisão estruturada de medidas de actividades da vida diária em pessoas idosas. Journal of Geriatrics and Gerontology. 43(5): 271-83.

28. Linn, M.W., Linn, B.S. The rapid disability rating scale 2. Journal of the American geriatrics society, 1982; 30: 378-382.

29. Teng, E., Becker, B.W., Woo, E., Knopman, D.S., Cummings, J.L., Lu, P.H. (2010). Utilidade do questionário de actividades funcionais para distinguir o défice cognitivo ligeiro da doença de Alzheimer muito ligeira. Alzheimer Dis Disoc Assoc Disord. 24(4): 348-53.

30. Jiménez, P.E., López, F., Portilla, J.C., Pedrera, M.A., Lavado, J.M., et al. (2012). Avaliação das actividades instrumentais da vida diária após acidente vascular cerebral utilizando a escala de Lawton e Brody. Neurological Journal. 55(6): 337-42.

31. Gutiérrez, E.T., Meneses, A.L., Bermúdez, P.A., Gutiérrez, A., Padilla, A. (2022). Utilidade das escalas Dowton e Tinetti na classificação do risco de queda em idosos na atenção primária à saúde. Ato médico do centro. 16(1).

32. Forner, I., Muñoz, J., Forner, A., Gisbert Grifo, M., Delgado, M. (2004). Avaliação do dano corporal na lesão medular: diferenças entre tetraplégicos e paraplégicos. Rehabilitación Integral. 38(2):51-58.

33. Paolinelli, G., González, P., Doniez, E., Donoso, T., Salinas, V. (2001) Instrumento de avaliação funcional da incapacidade em reabilitação: Estudo de fiabilidade e experiência clínica com a utilização da Medida de Independência Funcional. Revista Médica Chile. 129(1): 23-31.

34. Mirallas, J.A., Real, M.C. (2003): Índice de Barthel ou Medida de Independência Funcional? Rehabilitation. 37(3):152-7.

35. Vilagut, G., Ferrer, M., Rajmil, Rebollo, P., Permanyer, P., Quintana, J.M., et al. (2005). O Questionário de Saúde SF-36 espanhol: uma década de experiência e novos desenvolvimentos. Gaceta Sanit. 19(2): 135-150.

36. O'Connor, M., Davitt, J.K. (2012). O Outcome and Assessment Information Set (OASIS): uma revisão da validade e fiabilidade. Home Health Care Serv Q. 31(4):267-301.

37. López, A., Lacida, M., Rodríguez, S. (2004), Cuestionarios, test e índices para la valoración del paciente. Serviço de Saúde da Andaluzia.

38. Feldman, A.B., Haley, S.M., Coryell, J. (1990). Concurrent adn construct validity of the pediatric evaluation of disability inventory. Phys Ther. 70(10):602-10.

39. Reuben, D.B., Siu, A.L., Kimpau, S. (1992) The Predictive Validity of Self-Report and Performance-based Measures of Function and Health. J Gerontol. 47(4): M106-10.

40.Nagi, S.Z. (1976). An epidemiology of disability among adults in the United States (Uma epidemiologia da deficiência entre adultos nos Estados Unidos). Milbank Mem Fund Q Health Soc. 54(4): 439-67.

41.Ortega, M.A., Herce, M.B., Valiñas, F., Mariscal, N., López, M.A., Cubo, E. (2013). Estudo do impacto do ambiente rural ou urbano na incapacidade residual após acidente vascular cerebral. Clinical Nursing. 23(5):182-8. 92.

42.López, F., Jiménez, M.A., Luengo, E., Blanco, A., Márquez, J., Bravo, S et al. (2011). Estudo descritivo dos pacientes atendidos numa unidade de AVC na Comunidade da Extremadura. Enfermería Intensiva. 22(4): 138-43.

43.Schuling, J., De Haan, R., Limburg, M., Groenier, K.H. (1993). O Frenchay Activities In-dex. Avaliação do estado funcional em doentes com AVC. Stroke. 24(8):1173-7.

44.Hobart, J., Lamping, D., Fitzpatrick, R., Riazi, A., Thompson, A. (2001). The Multiple Sclerosis Impact Scale (MSIS-29) Uma nova medida de resultados baseada no paciente. Brain. 124(5):962-73.

45.Bushnik, T. (2011). Escala expandida do estado de incapacidade. Enciclopédia de Neuropsicologia Clínica. Springer Nova Iorque. 997-9.

46.Campos, T.S., Rodríguez, F., Esteban, J., Vázquez, P.C., Mora, J.S., Carmona, A.C. (2010). Adaptação espanhola da Escala de Avaliação Funcional da Esclerose Lateral Amiotrófica (ALSFRS-R) revista. Amyotroph Lateral Scler. 11(5):475-7.

47.Boer, A.G., Wijker, W., Speelman, J.D., De Haes, J.C. (1996). Qualidade de vida em doentes com doença de Parkinson: desenvolvimento de um questionário. Journal of Neurology, Neurosurgery & Psychiatry. 61(1):70-4.

48.Buendía, A., Mazuecos, J., Camacho, J.M. (2018). Anatomia e fisiologia da pele. Manual de dermatologia 2ª edição (1): 2-27. ISBN: 978-84-7885-628-2.

49.Zarco, A., Torres, M., Peña, S., López, M.A. (2024). Manual para a exploração da pele e seus anexos. UNAM, FES Zaragoza.

50.Lapunzina, P., Aiello, H. (2002). Manual de antropometria normal e patológica. Editorial Masson. ISBN: 84-458-1122-3.

51.Sandoval, M.C., Camargo, D.M., Galván, D.M., Hernández, N.O., García, L.J. (2004). Avaliação de métodos volumétricos e perimétricos. Salud UIS. 36(1).

52. Esparza, F., Vaquero, R. (2023). Antropometria: Fundamentos para aplicação e interpretação. Mc Graw Hill. ISBN: 9788419544896.

53. Garlito, H., Galán, M., Manzarbeitia, P., Cabello, J. (2024). Pés chatos e outras afecções dos pés. Pediatría integral. 28(2): 241-247.

54. Palazzi, S. (1972). Exploração e avaliação das lesões nervosas da mão. Sociedade Catalã de Cirurgia Ortopédica e Traumatologia. 820-821.

55. Echeverría, M. (2006). Validación de un nuevo método de análisis digital de superficies. Cir. plást. iberolatinoam. 32(2): 71-82.

56. Cardoso, M.A., Moreira, O., Silva, A., Quintanilha, G., Sacristan, L., Paiva, F. (2010). Perfil da dor neuropática. Revista Brasileira de Anestesiologia. 60(2).

57. Rohen, J.W., Yokochi, C., Lutjen, E. (2021). Atlas de anatomia humana: Estudo fotográfico do corpo humano. 9ª Edição Elsevier. ISBN: 978-84-1382-033-0

58. Angulo, M.T., Dobao, C. (2010). Biomecânica clínica: biomecânica articular. Reduca (Enfermagem, fisioterapia e podologia). 2(3): 14-31. ISSN: 1989-5305.

59. Donald, A. (2022). Cinesiologia do sistema músculo-esquelético: Fundamentos para a reabilitação 3ª edição. Panamericana. ISBN: 978-8829932788.

60. Arvelo, N.(2012). Cinemática articular. Revista da sociedade venezuelana de ciências morfológicas. 18(1).

61. Granero, J. (2010). Manual de exame físico do aparelho locomotor. Comunicações médicas e de marketing. ISBN: 978-84-693-8580-7

62. Ricard, F., Sallé, J. (2007). Tratado de Osteopatia. Editorial Panamericana 3ª Edição. ISBN: 9788479036935

63. López, C. (2022). Neurodinâmica na prática clínica. 2ª edição. Ed. Wolters Kluwer. ISBN 9788418892066.

64. Vega, J. (1999). Proprioceptores articulares e musculares. Biomecânica. 7(13): 79-93.

65. Kapandji, A.I. (2006). Fisiología articular tomo 1: Miembro superior. Editorial Panamericana 6ª Edição. ISBN: 9788498350029.

66. Kapandji, A.I. (2012). Fisiología articular tomo 3: Tronco y raquis. Editorial Panamericana 6ª Edição. ISBN: 9788498354607.

67. Dufour, M. (2008). Exame físico e avaliação articular. Cinesioterapia-Medicina Física. 29(1): 1-23.

68. Kaltenborn, F.M. (2001). Terapia manual das extremidades. Editora McGraw-Hill. ISBN: 9788448603359

69. Maigne, R. (2005). Manipulações da coluna vertebral e das extremidades. Editorial Norma. ISBN: 84-8451-021-2.

70. Sala, M., Gómez, J.J., Cazorla, J. (2019). Avaliação em fisioterapia. Editorial Bradu. ISBN: 978-84-18005-01-5.

71. Palmer, M., Epler, M. (2002). Fundamentos das técnicas de avaliação músculo-esquelética. Editorial Paidotribo. ISBN: 84-8019-657-2.

72. Sánchez, J.J. (2005). Biomecânica da marcha humana normal e patológica. Instituto de biomecánica valencia. ISBN: 9788495448125.

73. Cerda, L. (2010). Avaliação do paciente com distúrbio da marcha. Revista hospital clínico universitário chine. 21: 326-36.

74. Molina, F., Carratalá, M. (2020). Marcha humana: Biomecânica, avaliação e patologia. Editorial panamericana. ISBN: 9788491104056.

75. Lord, S., Halligan, P., Wade, D. (1998). Análise visual da marcha: o desenvolvimento de uma avaliação clínica e de uma escala. Clinical Rehabilitation. 12(2): 107-119.

76. Murciano, M., Periñán, M.J., Corral, I., Alamo, V., Ferrand, P., Barrera, J.M. (2022). Desenvolvimento da versão espanhola da Escala de Marcha de Wisconsin. Análise de consistência de parâmetros temporoespaciais com avaliação da marcha em pacientes com AVC. Elsevier. 56(2): 133-141.

77. Daly, J., Nethery, J., McCabe, J., Brenner, I., Rogers, J., Gansen, J., et al. (2009). Desenvolvimento e teste da Ferramenta de Avaliação e Intervenção da Marcha (G.A.I.T.): uma medida dos componentes coordenados da marcha. J Neurosci Methods. 15;178(2):334-9.

78. Tinetti, M.E., Williams, T., Mayewski, R. (1986). "Índice de risco de queda para pacientes idosos com base no número de deficiências crónicas". American Journal of Medicine 80 (3): 429-434.

79. Vanswearingen, J., Paschal, K., Bonino, P., Yang, J.F. (1996). The Modified Gait Abnormality Rating Scale for Recognizing the Risk of Recurrent Falls in Community-Dwelling Elderly Adults. Physical Therapy. 76(9):994-1002.

80. Chaler, J., Garreta, R., Muller, B. (2005). Técnicas instrumentais de diagnóstico e avaliação em reabilitação: Estudo da marcha. Rehabilitation. 39(6): 305-314.

81. Martí, I., García, R., Gorría, N., Aguilera, S. (2022). Distúrbios da marcha. Protocolos da Associação Espanhola de Pediatria. 1:218-293.

82. Cerda, L. (2014). Gestão de distúrbios da marcha em adultos mais velhos. Revista médica clínica condes. 25(2): 265-275.

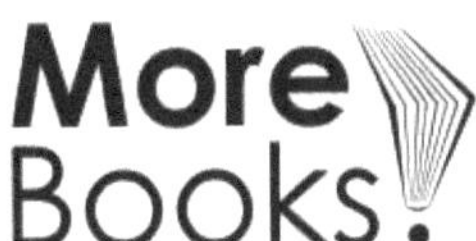

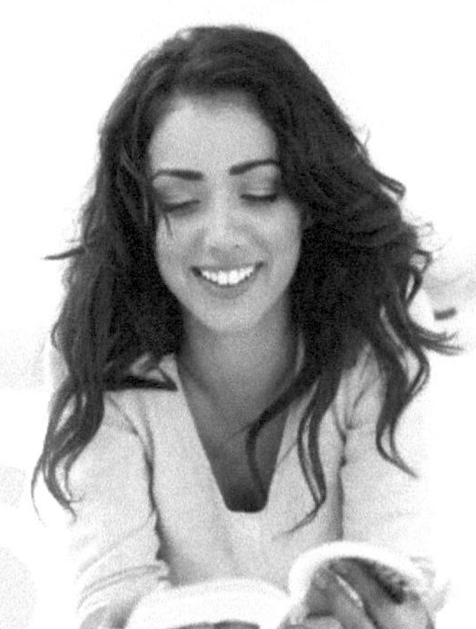

I want morebooks!

Buy your books fast and straightforward online - at one of world's fastest growing online book stores! Environmentally sound due to Print-on-Demand technologies.

Buy your books online at
www.morebooks.shop

Compre os seus livros mais rápido e diretamente na internet, em uma das livrarias on-line com o maior crescimento no mundo! Produção que protege o meio ambiente através das tecnologias de impressão sob demanda.

Compre os seus livros on-line em
www.morebooks.shop

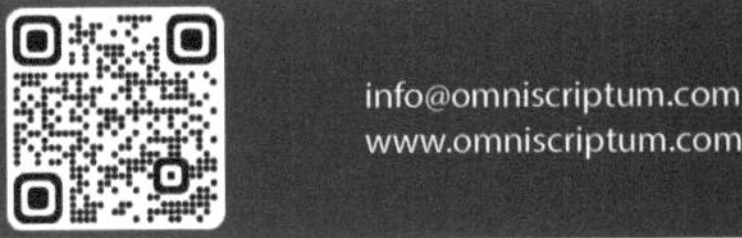

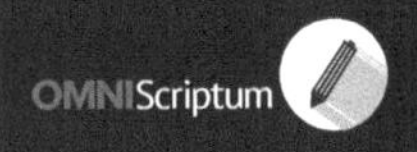

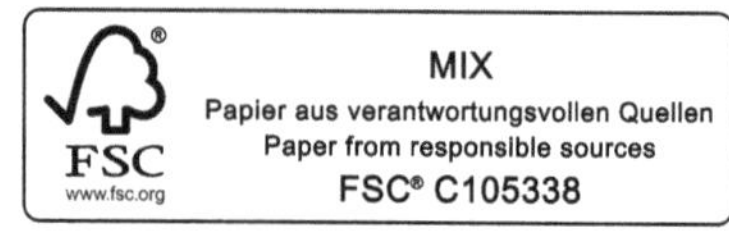

Printed by Books on Demand GmbH, Norderstedt / Germany